人體使用手冊 User's Manual For the Human Body

抗衰老
自癒工程

面對疾病與老化，從臟腑自癒開始！

吳清忠◎著

晨星出版

中醫與道醫現代化
又跨了一大步

　　自從在二十年前幫忙王唯工教授編輯與出版了《氣的樂章》這本中醫現代化的重要長銷書後，我一直在注意是不是有其他的工程系統發現與商業模式創新，能夠接棒這個精采與簡單──「能量共振就是氣」的物理觀念，可以進一步推動未來的健康與醫療產業發展，讓人類跳脫當前以對抗療法的生化治劑為主流，被西方二元對立價值觀帶領的畸形寡占醫療產業體制，讓個人與群體找到真正的健康

　　吳清忠老師寫的這本「人體使用手冊」第五集：《抗衰老自癒工程》，即可能是這重要的下一棒與下一步，因為它有五項特性：

一、**系統工程的架構：**由於自動化與資訊化的工程背景，使得吳老師能夠用資訊系統的觀念，以人體設計工程師的眼光，建構人體使用、保養、檢測與修復的系統工程設計方塊分類圖。

二、**自癒的生理機制**：因為使用了合乎傳統中醫十二條經絡的經絡能量測量儀器，讓他用七年以上的時間，長期觀察上千位受測者與其上萬次經絡動態測量比較後，找出了人體經絡能量自癒的規則。

三、**氣束能量的補充**：感謝李嗣涔與陳建德教授對於捷克殞石的先導研究，讓吳老師開發出了一種相對安全與溫和補充經絡能量的「氣束能」設備，有點類似道醫所謂「補炁（先天氣）」功能。

四、**關鍵的橫隔膜運動**：因為現代人不健康的生活型態，讓多數人忽略了正確的深度呼吸的重要性，加上對於傳統中醫經典的錯誤傳承或望文生義的誤解，以致對於三焦經與人體臟腑互動的主從定位混淆，未能充分理解到一個僵硬的橫膈膜，對於肺功能呼吸的長期傷害與老化。

五、**抗老養生的市場區隔**：過去一百年來，因為某些美國企業家族的壟斷行為，讓只要不是對抗療法，甚至只要不是自己的產業夥伴，都無法以科技專利或藥證等合法手段，打入醫療的產業供應鏈內。因此，雖然吳老師是經由觀察慢性病受測者所總結出來的「人體能量自癒（生理與病理）現象」，但是因為目前獨特的世界醫療產業生態環境，我們只需要以抗老養生為目標市場，為亞健康族群服務即可！

因此，我非常樂意為吳清忠老師的這本大作寫推薦序，也為我有幸看到這些中醫與道醫核心觀念的時代新進展感到高興。

樓宇偉 博士

【簡介】

- 美國麻省理工學院博士（1984），曾任職於台翔、美商福祿、奇異（GE）與漢威航太部門主管超過三十年，優善時空波與自天然科技股份有限公司創辦人之一（2016、2018）。

- 曾參與王唯工《氣的樂章》（2002）一書的編輯；並製作潘念宗與李嗣涔對談《道家與科技》以及林中斌與若水對談《佛家與心靈》錄影帶（2015），也引介了《耶穌：我的自傳》給一中心出版社出版（2017）。

- 曾任波士頓地區華人生物科技研討社團負責人（1984～1988），中華生命電磁科學學會理事長（2010～2014）與中華整合醫學與健康促進協會／生命能信息醫學專業組長與資深顧問。

| 推薦序二 |

回歸人體，自能尋得健康密碼

　　大疫之後，健康成為必修課程；過去以為健康唾手可得，現在才知道要珍惜。現代醫學科技可以不斷的延長人類壽命，可是「不健康」餘命，臥床時間也愈來愈長。儘管養老、長照成為當紅新興產業，但是個人始終認為「老」是不需要養的，因為那是一種自然現象；真正需要養的是「健康」呀！我們為何老是捨本逐末、顛倒黑白呢？

　　欣見吳老師又有大作出爐，作為他的忠實粉絲，最大的好處就是可以先睹為快。吳老師作為全球華人健康類書籍的榜首，稱他為千萬級別發行量也不為過。因為他一向是回歸人體，提綱挈領，直指問題核心。他說：「人體的自癒活動，是人體抗衰老最重要的手段。」真是令人拍案叫絕！

　　現代人每天吞維他命、上健身房、偶而還要去參加全馬、鐵人，難道這些真的就是健康抗老的手段嗎？照表操課就可以長生不老，永保青春？大家忙活了一輩子尋尋覓覓，驀然回首，其實一切的答案早就在我們自己身體裡頭，但是我們從來沒注意！

　　從吳老師的《人體使用手冊》開始，就不斷的提醒讀者，操

作這套身體是有手冊的，自以為是的盲修瞎練，只會提早進廠維修而已。本書中新提出的從減藥到痊癒，橫膈膜運動等題目，不啻是當頭棒喝，再次提醒讀者要回歸自身，好好維護保養。

　　人體本身就是一套精密無比的系統，比超級電腦還要超級。用之得當，自然青春永駐，健康長生。至於究竟應該怎辦才好呢？開卷有益身心，本書之中自有的無數健康密碼，等待讀者來挖掘。

呂銘峰 博士

【簡介】

美國普渡大學生物化學博士。歷任葛蘭素大藥廠、中國化學製藥、國光生技。先後任教於美國普渡大學、新竹清華大學、臺灣大學，開授：生物化學、微生物基因學、生物科技產業發展與策略、健康產業與政策發展等相關課程。

人體的定期保養——自癒活動

研究人體「自癒」許多年，期間開發了可以量測人體自癒活動的「經絡檢測自癒活動雲端判讀系統」。有了這個系統之後，可以清楚的觀察人體的「自癒活動」。透過這個系統，前後七年間觀察了三萬多人次的人體自癒活動動態變化，對於人體自癒活動的運行邏輯，以及自癒活動存在的意義，有了全新的理解。原來，**人體的自癒活動，是人體抗衰老最重要的手段。**

近年來醫美行業盛行，創造了許多外表凍齡的人。從外表上，很難看出人們的年齡。透過醫美抗衰老的方法各種各樣都有，其中比較大的比例，是集中在皮膚的改善，如拉皮、去斑等。這類方法就像汽車保養中的板金和烤漆，目的是修飾外表。雖然外表年輕了，但是對於改善身體內部的器官衰老，並沒有真正的幫助。

在研究自癒的過程中，針對自癒的需要，除了可以量測自癒的設備之外，還開發了促進自癒的調理方法，專注於釐清人體自癒的各種現象，以及經絡檢測出來的各種資料和自癒的關係。但是，我從來沒想到它和抗衰老之間的關聯——直到我開始關注人體的衰老，研究如何讓人體減緩衰老。

　　我平時喜歡看英國的修車影片，有一天在看影片時，發現他們能把一部老舊到快散架的車子修得像新車，我才驚覺——這不就是真正的抗衰老嗎？真正的抗衰老，是要把所有內部零件全都修復得像新的，可以修的修，不能修的換新零件。那一瞬間我終於明白，**其實「自癒」的真正目的是抗衰老。**

　　一個衰老的人體就像一部老舊的汽車，零件老化之後多少都有些故障，更有許多瀕臨崩壞。抗衰老，就是把所有零件都進行修復。

　　修車必須投入資金。投入資金的多寡，決定了修復的不同程度。資金少時，修到堪用就行；資金多時，完全可以修得像新車一樣。

　　人體修復的力度，和人體當下擁有的氣血能量有關。年輕時工作忙碌，休息和睡眠不夠，身體沒有多餘氣血能量提供自癒之用，因而身體不斷的衰老，各個臟腑都積存著大量損傷，無力修復。退休之後，睡眠和休息增多了，氣血升高，身體的自癒機制就會開始清理積存的各種損傷。

　　我們在研究自癒的過程中，開發了可以檢測出當下自癒活動的系統，和可以短時間提升人體自癒所需要能量的氣束能調理工具。兩者加起來，就構成了一套可以促進人體自癒活動不斷加快運行的養生輔助系統。實際上，**促進自癒就是促進人體臟腑的抗衰老，是一種由內而外的抗衰老輔助系統。**

　　當檢測系統顯示，身體正在進行某一個臟腑的自癒，這個臟腑必定存在著損傷。因此，明確的指出「問題之所在」非常重要。**每一個臟腑的損傷和臟腑的特質相關，知道「問題之**

所在」，即能知道是什麼樣的日常生活行為造成的。例如，經常出現肺的自癒活動，說明問題在於肺。肺的自癒，實際上就是排寒氣。經常需要啟動肺自癒的人，身體必定存在著大量的寒氣，說明這個人在天冷時，總是穿著不夠保暖。他養生的方向，就要從注意穿著的保暖開始。

經常出現胃的自癒，說明問題在於胃。胃需要修復的損傷，主要是潰瘍性傷口。生悶氣、性格急躁或壓力太大，都會造成胃的潰瘍性損傷。會出現這些問題的人，通常都有追求完美的性格傾向。他養生的方向，就是要修正追求完美的個性，調整為追求開心。同時，也要放慢生活步調，減緩思考和反應的速度，改變自己急躁的性格。

這些生活型態的改變，實際上是從疾病原因著手，符合中醫所說的「治因不治果」的基本原則。

經絡儀檢測出自癒活動，即能推論出「問題之所在」和「創造問題的行為」，就能為養生訂定出改變生活型態的方向。唯有透過主動改變生活型態，才能真正的去除造成慢性病的原因。**真正的養生，就在發展出不會創造出慢性病的生活型態。**

CONTENTS 目次

01

人體自癒力

　　人體是一個完美的系統，這個系統包含了能量處理系統。吃下肚的食物，經過消化吸收，成為人體可以使用的各種能量。只要依照自然規律飲食作息，加上充分睡眠，就能夠得到身體運行所需要的能量。人體內建了強大的自癒機制，只要能量充足，自癒機制可以修復身體各種使用中創造的損傷。

由內而外的抗衰老

「**抗衰老自癒工程**」是以自癒為核心的一套養生方法。這套養生方法的基本信念，認為人體是一個完美的機體，具備強大的自癒機制，相信人體不容易犯錯。

當身體出現異常時，先思考的是「身體在做什麼？」或「身體是不是正在解決什麼問題？」而不是「我生病了，身體出現故障了。」

認定異常或不適是身體出現問題故障了，那麼對策必然是設法糾正身體的錯誤。認定異常或不適是身體正在處理某個問題的現象，那麼對策就是設法提供身體額外的能量，或疏通身體的經絡，幫助身體完成正在進行的工作。對異常和不適的認知不同，採取的對策也不會相同。

舉例來說，大多數人都有皮膚的自癒經驗。我們幫傷口擦藥，是為了防止感染，並不是用來修復傷口，傷口是由身體自行修復。同樣的，身體內部器官的損傷，也沒有真正修復損傷的藥。

中醫治病的兩大方向：「扶正」和「祛邪」，主要在提升身體總體能力。能力提升了，自癒力也自然提升，最終去病的，是身體的自癒機制。

不論是皮膚傷口或是身體內部器官的損傷，**自癒能力才是康復最重要的關鍵。**

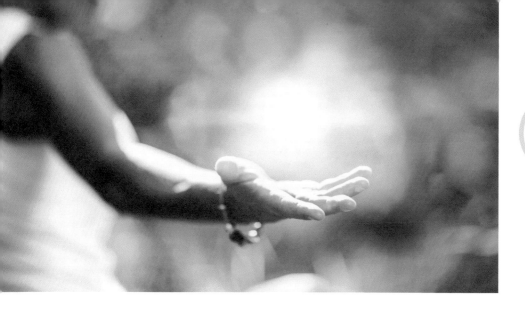

　　想到衰老，多數年輕人想到的是一些衰老的症狀，例如皮膚乾燥、布滿斑點、皺紋、體力差、行動緩慢、白髮蒼蒼、彎腰駝背等外觀的狀況。

　　年輕時即使罹患疾病，大部份痊癒速度都很快。上了年紀時所罹患的病，最常聽到的是被宣告罹患不會好的慢性病，需要與疾病長期共存。對大多數的人來說，第一次聽到醫師這麼說，是個很大的衝擊。

　　從此之後，對衰老的體會，就不再只是那些外觀的變化，而是愈來愈不容易入睡，半夜總是不斷醒來，記憶力退化，關節愈來愈不靈光，血壓愈來愈高，血管裡長了東西等。

　　這些都是不容易逆轉的變化，也是生活中實際出現的問題。外觀的問題，反而不是老年人最在意的。仔細解析這些衰老的外觀症狀，大概可歸類以下七項：

一、**皮膚乾燥，布滿斑點、皺紋**。這是因為氣血低落後，沒有多餘的氣血分配給肺臟，形成了肺虛的現象。氣

血會隨著年齡而逐漸下降，各個臟腑分配到的氣血能量，也會跟著減少。

二、**體力差，行動緩慢**。這是總體氣血能量不足，造成肌肉無力，反應緩慢的結果。

三、**白髮蒼蒼**。髮乃血之末，氣血能量低落，毛髮能量自然不足。

四、**彎腰駝背**。沒有足夠的血液供給背部和腰部肌肉，身體無力支撐整個上半身，最終形成彎腰駝背。

五、**睡眠愈來愈差**。氣血低落，身體經常陷於透支肝血的狀態。雖然人很累，卻因肝火、心火過盛，導致愈來愈不容易入睡，同時睡眠品質愈來愈差，夜尿也愈來愈頻繁。

六、**記憶力退化**。氣血低落，腦部供血逐漸不足，記憶力自然退化。

七、**關節愈來愈不靈光**。氣血低落，透支肝血容易形成肝火過盛。肝火過盛容易在血液中充斥過多的尿酸，加上脾虛導致關節處體液流動不暢，形成關節中尿酸結晶的淤積，造成關節的炎症。

不難發現，**所有外表衰老的症狀，都源自於氣血低落和臟腑機能的退化**。當衰老的症狀累積到一定程度，就形成了慢性病。

舉例來說，長期晚睡，先是透支肝血形成肝熱。肝熱讓睡眠進一步惡化，衰老就更快了。肝熱嚴重透支氣血能量，容易形成「甲狀腺亢進」。年紀更大、氣血更低的時候，如果持續

過度透支肝血，容易形成「帕金森氏症」。

　　要是氣血繼續透支到肝血枯竭，身體就會尋求替代肝血的能量，就會開始透支肌肉產生醣，提供身體所需要的能量。這時候，身體就容易出現醣代謝的紊亂，逐漸形成「糖尿病」。肌肉透支之後，很自然的就演變成了「肌少症」。

　　有些人性格急躁，容易形成腸胃的疾病，因而心包積液過多，造成血液流動不暢。再加上長期透支造成的總血量減少，以及血液中垃圾的增加和血管品質的下降，便使得血液的輸送出現困難。

　　腦部在身體的最高點，又是需要大量血液的器官。當血液輸送出現困難時，腦部成了最不容易供血的器官。為了維持腦部的正常供血，身體只好提高血壓，因此出現了「高血壓」。病人在醫師的建議之下開始吃降壓藥，腦部又回到供血不足的狀態。長期腦部供血不足，久而久之就容易出現腦部的病變，如「失智症」或「帕金森氏症」等。

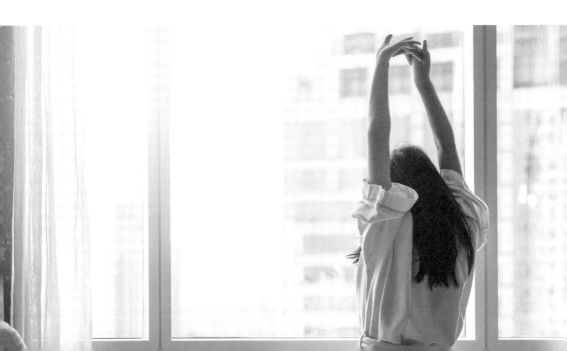

從上述的例子來看，不難知道，大多數的慢性病容易出現在中老年人身上，這是在衰老過程中逐漸形成的。做好了慢性病的調養，自然也就做到了抗衰老的調養。

真正的抗衰老，讓五臟六腑經常處於最好的狀態。讓五臟六腑經常處於最好的機能，是一種由內而外的抗衰老調養。當五臟六腑處於良好狀態，外表的皮膚、體態會直接反應臟腑的狀態，例如：長期睡好，臉上的氣色自然紅潤；肺氣提升，皮膚自然濕潤有光澤；長期經絡通暢，皮下垃圾順利排出，皺紋和斑點就不容易增加。只有由內而外的抗衰老調養，才能真正常保年輕而健康。

慢性病的主要病因

　　愈來愈多的研究顯示，大多數的慢性病是生活型態造成的，或者說，是各種錯誤行為造成的。以今日的醫學型態來看，人生了病會去看醫生。醫師主要用藥物和手術治病，同時也會有醫囑，告誡病人要改變生活型態。但那些告誡通常被病人視為是老生常談，當成耳邊風。

　　錯誤行為造成的疾病，如果行為不改變，持續不停觸發新的病因，就算藥物能治好疾病的症狀，新的病永遠無法消除。只有改變行為，才是真正的「治因」。

　　在之後的文章當中會介紹經絡儀，是用來觀察自癒活動，可以明確的檢測出一個人的特定行為，會造成某個臟腑的損傷，且其中的因果關係明確。這時候需要的就不是醫囑，而是「行為處方」，因為改變行為，是病人自己需要努力的事。

　　這樣的作法和傳統有所不同，長期以來，大多數人都覺得醫學高不可攀，不是專業的人，幾乎讀不懂任何醫學的文獻。所以生了病，只好一切聽醫師的。

　　但行為造成的疾病，如果不從改變行為著手，就不可能改善。「治因不治果」不但是中醫最重要的基本原則，也是企業管理與工業生產中，解決問題的基本原則。例如，穿太少導致寒氣入侵，吃藥也許可以排寒。但是如果還是穿少少的，任由

寒氣侵入，那就看受寒和排寒的速度哪個比較快了。反之，如果選擇改變行為，多穿一點，問題就解決了。

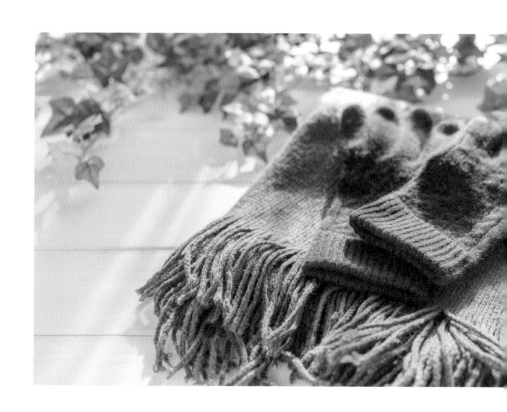

醫學執著於以藥治病，藥物是醫學商業體系的根本，可能是當今大多數慢性病都缺乏痊癒技術的根本原因。「改變行為」是教育的事，想要用教育替代以藥物為主要獲利的商業體系並不容易，這可能才是真正的難處。

主動改變，才能擺脫慢性病

　　一位從事高科技行業的朋友，吃了二十多年高血壓的藥。我教他從改變生活習慣開始。他努力的改變晚睡的習慣，再做些簡單的養生運動和經絡調理。不到六個月，他就逐漸停止服用高血壓藥，血壓回到了正常範圍。

　　高血壓是一種煩人的慢性病。在醫學上，高血壓仍然是「原因不明」的慢性病。醫師只能開降壓藥，而且明確的告訴病人這個病不會痊癒，需要吃一輩子的藥。降壓藥是典型的「治果不治因」，實際上並沒有真的治病。這時候，利用中醫「辨證論治」的推理方法，要找到病因並不難。

　　高血壓可能有多種不同的原因，睡太晚是其中最常見的一種。因此，我建議這個朋友，每天晚上十點前就寢。另外，我教他做的「橫膈膜運動」，可以有效改善心肺和膀胱經的功能，讓全身經絡通暢。加上每週一到兩次的經絡調理，很快的，他睡眠狀況愈來愈好，血壓也就跟著下降。

　　上述的案例說明，慢性病的調養不是單一的方法，需要結合生活作息、運動、經絡調理等方法多管齊下。其中，調整生活作息和運動，需要每天不間斷的做，也是整個去病過程中最重要的方法。經絡調理只是輔助性的作用，沒有經絡調理，可能速度略為慢一點；做了經絡調理，改善的速度可以快一些。

在我們的觀察中，發現真正造成疾病的行為，主要有下列幾種：

一、**穿著不保暖**。穿得不夠，身體容易受寒，而寒氣可能是許多慢性病的原因之一。

二、**太晚睡**。晚睡容易造成氣血能量低落，能量不足幾乎是所有慢性病共同的原因。

三、**吃飯太快**。進食過快會造成食物吸收比例太低，營養吸收困難，導致氣血下降、能量不足而形成慢性病。吃太快還會因為咀嚼不足，造成膽汁分泌不暢，最終形成膽結石。膽汁分泌不足，又造成食物的油脂不易分解，無法被身體吸收而形成脂肪肝。

四、**運動太少**。橫膈膜僵化會造成肩頸部位的垃圾堆積。肩頸部垃圾的堆積，阻斷了血液供給頭部和水分供給膀胱經的通道。前者會形成頭痛或頭部其他的不適或異常，後者則導致膀胱經不通，於是身體的大排水溝堵塞了，就影響全身經絡。也就是說，經絡不通暢是造成大多數慢性病的原因之一。

五、**追求完美性格**。這種性格的人，很容易給自己和周圍的人帶來很大的壓力和不開心的緊張情緒。情緒問題幾乎是多數慢性病和癌症的病因之一。追求完美性格

的人，最終的生命品質可能比其他人更不完美。設法把生命的目標從完美改變成開心，才能真正得到比較高品質的生命歷程。

六、心臟問題。夏天滿頭大汗時立即冰水或馬上進入冷氣房，導致心臟散熱失控，傷了心臟。

以上六種行為，幾乎可以涵蓋 80％以上慢性病形成的原因。改正了這六種行為，就能達到延緩老化的目標。

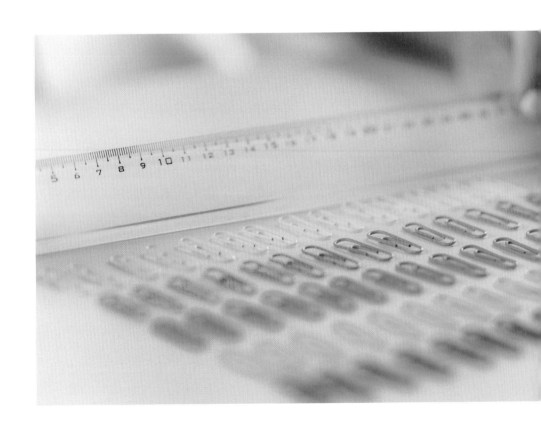

不同慢性病的共同邏輯

衰老幾乎可以說與慢性病畫上等號。**抗衰老的目的之一，是減少年老後得慢性病的機會**。學習中醫養生多年，我先後成功克服了幾種慢性病，而且是完全痊癒。在回顧和整理之後，找出了其中的幾個共同性：

一、「治因不治果」是去病的不二法則。

在開始調養之前，先利用中醫「辨證論治」的推理方法，找出每一種慢性病的可能病因，以及發展成疾病的可能過程。

「辨證論治」所推理而找出來的病因，是假設性的。在沒有找到被證實的病因之前，不能放棄「治因不治果」的原則，但可直接「治果不治因」。因此，先用推理出來的可能病因，針對病因擬定養生處方。

如果推理錯了，沒有找對病因。調理一段時間之後無效，則重新推理再找新的病因。我在調理乾癬時就是這麼做的。先後花了許多年的時間，試著找過許多種不同的病因都沒有成功，直到最後一個推理成功了，就達到乾癬痊癒的目標。

二、尋找每一種慢性病的生活形態時，必須經過「重新定義慢性病」的過程。

從「治因不治果」的概念來看，慢性病的定義必須包含疾病的病因。也就是說，必須在做完辨證論治，推理找出病因之後，才能定義慢性病。

三、慢性病的病因可能有許多層。

舉乾癬的病理作為案例。乾癬的症狀是不停掉落皮屑，醫學上認為是「細胞異常快速增生」的結果，也就是第一層的病因。

身體無法從正常管道排泄垃圾，可能經絡的排泄通道堵住了，才會從皮膚用「細胞異常快速增生」方式排泄垃圾。經絡堵塞可能是第二層的病因。這是推理假設的病因，因此用上「可能」的說法。

經絡堵塞的原因，可能是垃圾量太大，也可能是經絡中缺乏水分。如果是全身性的乾癬，那麼全身主要的大排水溝——膀胱經，可能堵塞了。皮膚是身體排泄有毒物質的通道，因此也代表身體可能大量有毒物質侵入。這就有一個第三層的病因：膀胱經堵塞，以及兩個第四層病因：大量有毒物質和膀胱經缺水。

生活中有大量的有毒物質入侵，就需要從個人生活中找原因。常染髮的人，染髮劑顯然是主要毒素來源，「染髮」就是可能的病因。另外，膀胱經缺水和三焦經有關。一個人如果不

常運動，呼吸幅度太小，容易造成橫膈膜僵硬，形成三焦經堵塞，進而堵住了膀胱經的水道。要是膀胱經失去排泄垃圾的功能，染髮和缺乏運動則成了第五層可能的病因。將這一層病因推理到一個人的行為，也就是終極的病因。

必須推理到終極的病因，找到特定不當行為造成了慢性病，才算完成了辨證論治的推理。

四、改正那些不當的行為。

去病方法，就是「調整生活型態」。每一種疾病可能用不同的方法來調整生活型態，但主要內容大同小異，都在「扶正」和「祛邪」兩大方向之中。

五、人體自癒機制就像電腦防毒軟體。

只要裝好、設定好防毒軟體，電腦一開機就會自動執行定期掃毒。人體本來就具備了自癒機制，就像電腦的防毒軟體一樣，只要保持足夠的氣血能量和良好的臟腑機能，人體也能透過自癒機制來去除疾病，就不會生病。

透過了解慢性病去病的方法和共同推理邏輯，把注意力放在推理邏輯和方法上，而不是慢性病本身，在面對各種隨著衰老而來的慢性病時，就能以更清晰且具效率的方式，來抗衰老、去慢性病。

養生科學化

　　本書的內容主要源自於過去七年裡，透過檢測儀器和調理工具，從大量的實際經驗中，發展出來的一些新的觀點和方法。除了介紹這些儀器之外，書中的實例也會用大量檢測和調理的結果，來說明這些對人體抗衰老的新理解。

經絡儀
——觀察臟腑的自癒活動

在序文中，我們談到了人體和汽車的共同特性，兩者都是使用年限很長、頻率很高，同時在使用過程會不斷創造損傷。汽車透過定期保養來修復損傷，這是汽車的抗衰老活動。而當人體要修復使用中的損傷時，依靠的則是體內的自癒機制。

當前醫學的檢查系統，以化學指標為主，影像檢查為輔。大多數慢性疾病形成的過程中，不容易被檢查出來。經常健康檢查的結果指標都是正常的，一旦有個指標出問題，可能已經是無可挽回的大問題。

利用經絡儀觀察人體的自癒活動，是中醫養生檢測中重大的發現。當檢測出某個臟腑正在進行自癒活動時，則說明正在自癒的臟腑存在疾病，也就是**立即知道「病之所在」**。

舉例來說，檢測出肺正在自癒，說明肺存在著疾病。肺的疾病主要是寒氣，而寒氣多半是天冷時「穿著不保暖」的不良生活習慣，很容易就**找出造成疾病的行為**。從疾病的原因追溯到了行為，就是最終極的原因。找到了造成疾病的原因，養生的方向就明確了，就是要去除那些不當行為。

透過經絡儀檢測的數據，發現不僅可以檢測出傳統中醫

診斷時所提到臟腑的寒、熱、虛、實，還可以看出人體正在進行的某些臟腑自癒活動，例如：肺的排寒氣、胃的潰瘍傷口自癒、心和小腸的自癒、泌尿或生殖系統的自癒、肝的自癒、膽的自癒等。早在正規健康檢查之前，經絡儀就可以更早檢測出正在進行自癒的臟腑，也就是有損傷的部位，提早發現問題的所在。

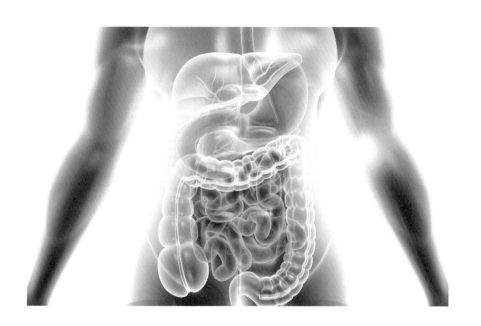

　　身體的損傷有兩種，**一種是人的行為創造出來的**，例如：穿著不夠保暖，導致寒氣不斷侵入；生悶氣，造成胃的潰瘍性損傷等。**另一種則是臟腑或器官本來存在的損傷，導致身體的運行不正常，不斷創造新的損傷**，例如：心臟二尖瓣閉鎖不全，導致心臟的泵血功能不完全，使某些心肌因缺血而造成損傷。

二尖瓣的問題有的是先天的，有的是後天的，目前醫學上仍然不知其成病的原因。比較麻煩的是，這個疾病會不斷的創造心臟的損傷，有些人最終因而形成心室性心搏過速的疾病。

這些使用中出現的損傷，有些不需要立即修復，例如：肺的自癒活動──排寒氣。寒氣侵入常在冬天，但由於排寒氣需要大量氣血能量，冬天本來就會有能量消耗於身體的保溫，因此無力排寒氣。這時候，身體會將寒氣先暫存在體內，等到氣溫暖和的春天或夏天，再開始排寒氣。

胃的潰瘍性損傷，可能因為會滲血而無法長時間擱置，在損傷出現後的七至十天，就會開始修復。心臟二尖瓣問題創造的損傷，屬於身體最危急的損傷，只要身體有足夠的能量，就會啟動修復。不過，只要心臟泵動就會造成損傷，因而有二尖瓣問題的人，大多數的經絡檢測結果，都會顯現出心臟正在進行自癒。

可觀察人體自癒活動的經絡儀檢測，對關心自己健康的人來說，是除了做健康檢查以外，另一種了解健康狀況的選擇。

氣束能干預

在接下來的解釋自癒活動的實例中，使用了一種新開發的產品，名為「**氣束能**」。氣束能可以發出特別的能量，這種能量手可以感知到，但目前沒有已知的設備能夠測量出它的存在，它不是任何已知的能量形式。根據測試，大約半數的人有感覺，有一半的人完全無感。

氣束能的原始能量，是取材於自然界會發出能量的特殊石材，加上將能量的聚集成束狀的技術，使其以類似光束的形式發出。聚集成束狀後，能量更集中、強度也略增後，大約 70% 的人可以用手感知。

氣束能發出的能量，可以進入人體的穴位和表面皮膚上的發炎組織。能量進入身體時，會循著經絡在體內流動，手上能感知類似針灸捻針的感覺。

由於人體的經絡是依子午流注順序，一條一條經絡連結在一起，形成一個大循環，能量在人體內循行時被人體吸收而逐漸下降，但氣束能發出的能量，會持續不斷的輸入人體。

有在經絡循行流動的特性，氣束能的能量調理可以僅著重於五臟。依據經絡檢測結果中的「五行分布圖」來看，偏離平衡線中線最遠的臟腑，即是當下需要調理的臟腑，以圖 1 來說，心（火，數值 131）偏離平衡線中線（100）最多。

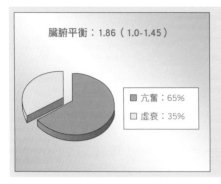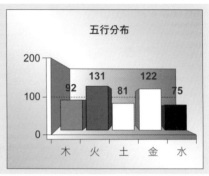

◆ **圖 1** 經絡儀的臟腑平衡（或稱「氣機平衡」）和五行分布圖。

　　氣束能有三種不同形式的能量，分別用於人體中線的任督兩脈的「單極氣束能」和左右兩側穴位的「雙極氣束能」，一支單極氣束能和一對雙極氣束能為一組。必要時，可以同時使用兩組氣束能。

　　在研究過程中，所有個案均使用兩組氣束能。其中一組是固定的穴位，分別作用於任脈「膻中穴」，腎經「湧泉穴」，用於調理心經和腎經。另一組則視經絡檢測結果彈性調整。

　　氣束能在任督兩脈，五臟的配穴如下：

一、心：膻中穴。

二、肝：靈台穴。

三、脾：天突穴。

四、肺：大椎穴。

五、腎：命門穴或腰陽關穴。由於腰陽關穴正好在肚臍背　　　　面，比較容易找到，因而多數使用腰陽關穴。

左右兩側五臟的穴位，除了前述的膻中穴和湧泉穴為固定配穴之外，另外一組雙極氣束能的配穴如下：

一、**心經：**督脈的命門穴或腰陽關穴，加上心包經的內關穴或膀胱經的心腧穴。由於我們設計了一個背部穴位氣束能固定裝置，以膀胱經的腧穴為主，比較方便定位。因此，每條經絡都選定一個腧穴，做為配穴。

二、**肝經：**督脈的靈台穴，加上肝經的陰包穴或膀胱經的肝腧穴。其中，陰包穴以泄肝火為主，肝俞穴則主要用在排除肝膽經絡中存在的肝膽濁氣為主，兩穴的用途略有不同。

三、**膽經：**督脈的靈台穴，加上經外奇穴──新設穴。

四、**脾經：**在實際測試中，發現當作用於腎經時，即能提升脾經的能量。因此，不另設脾經的穴位組。

五、**肺經：**督脈的大椎穴，加上肺經的尺澤穴或膀胱經的肺腧穴。

六、**腎經：**督脈的命門穴或腰陽關穴，加上膀胱經的膈腧穴。由於固定穴位組已有一組作用於腎經湧泉穴，因此，另一組就作用於膀胱經的膈腧穴。膈腧穴有很好疏通膀胱經的作用。

雖然在研究經絡儀判讀技術的過程中，我們使用了氣束能系統進行干預。但這只是為了能在短期內，透過干預造成經絡的變

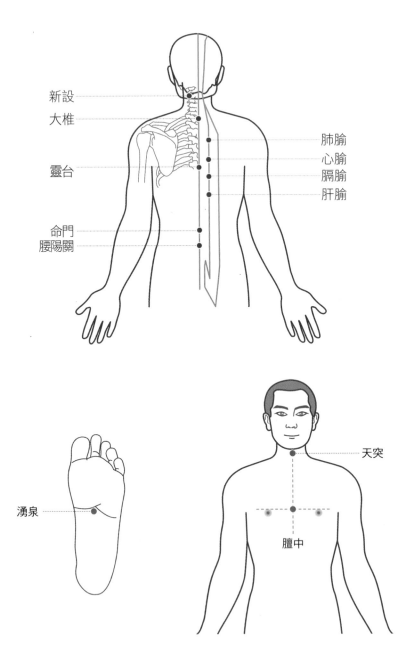

新設
大椎
靈台
命門
腰陽關

肺腧
心腧
膈腧
肝腧

湧泉

天突

膻中

◆圖 2 氣束能的配穴圖（穴位位置僅是示意圖，操作時應配合標準經絡圖
　定位）。

化，理解檢測過程中各種數據的真正意義。在理解了經絡檢測數據的意義之後，解讀經絡檢測的結果並不需要使用氣束能。正確解讀經絡檢測的結果，就能找出哪些生活習慣會造成的問題。只要知道身體的真實狀況，有許多方法都能解決問題。

氣束能干預的前後比對

在使用經絡儀決定當下的穴位組之後，氣束能調理結束後半小時才能再檢測一次，主要是我們在實驗中發現，剛做完氣束能的經絡狀態會非常不穩定，所有數值都在不斷的變化。半小時後，數值會趨於穩定，但必須三小時後，這些變化才會完全穩定。標準程序就成為：先做「調理前經絡檢測」，決定調理穴位組；「氣束能干預」結束後半小時，再做「調理後經絡檢測」。

過去中醫的治療手段，經絡按摩可以很快改變經絡或臟腑狀態，但是改變後的狀態不是很穩定，效力大多無法長久持續，改變的程度也很難控制。藥物治療則通常需要花一兩天才會見到成效，也容易受到其他因素干擾，如睡眠、情緒、食物或其他事件等。

氣束能的干預是透過設備進行，量可以固定，也能造成經絡或臟腑大幅改變，而且效果可維持數天。最重要的是，整個過程完全在可控制的範圍，不會受到其他因素的干擾，比較有機會釐清經絡檢測中各種數字變化的原因，以及其代表的意義。

案例一　肺和大腸的自癒活動

　　肺和大腸的自癒活動，主要是排寒氣，是大多數人都有的自癒活動。肺和大腸是一對臟腑，兩者自癒時的圖形相同（如圖3）。當肺排寒氣時，處於肺熱狀態，身體會感覺很躁熱。受到肺的影響，大腸處於大腸躁熱，因此大便會很乾硬，容易便時出血，尤其是兒童的大便，經常會有一粒粒像羊大便狀態。

　　肺的問題主要是從各處侵入身體內部的寒氣，最終到達肺部時會形成寒氣垃圾。這些寒氣垃圾是一種低能物質，當身體要排除這些物質時，必須先將其加熱後才能排出。因此，身體聚集了大量氣血能量在肺裡，形成了肺熱。肺熱將這些垃圾加熱排出後，就會自然消失。

　　當經絡檢測出肺正在進行自癒活動時，說明肺存在著寒氣，也就是中醫所說的「病之所在」。身體的寒氣多半是在天冷時因穿著不保暖，導致寒氣入侵。說明這個人的養生方向，就應該從「穿著不保暖的問題」開始調整。

　　經絡檢測可以測出「當下的自癒活動」，進而知道「病之所在」，更進一步知道「生活中造成病的錯誤行為」，找出「調整生活習慣的方向」。

　　「穿著保暖」看起來很簡單，實施起來卻不容易，主要是人們經常穿到「感覺暖了」就認為夠了。這種感覺，則受家庭習慣影響。要是母親習慣穿得涼涼、不會多穿，她也會依照自己的感覺替孩子穿衣，孩子從小也就習慣穿得涼涼的。長久下

來，便塑造了一個寒氣很重的家庭。於是無論自己還是醫師，都會認為寒性體質是家族遺傳的結果。

我經常教人們如何穿衣服。要知道自己穿得夠不夠，不能用「感覺暖了」當標準，必須感受一下手腳是否冰涼。要是手腳冰涼，就是當下穿得不夠。

人體最重要的是軀幹部位，主要臟腑都在其中。當穿得不夠保暖時，身體會把大量血液移到胸腹腔部位，為主要器官保暖。這時手腳分配的血液不夠，就會手腳冰涼，也是寒氣正不斷侵入身體的現象。

若一向習慣穿得涼涼的，要等穿到手腳暖和了，身體就熱得不得了。想要學會適應新的穿著習慣，需要毅力和堅持。更重要的是，要相信這個邏輯是對的。

一旦穿暖了，身體就會開始排寒氣，會集中大量氣血能量在肺裡，形成肺熱狀態。肺熱會讓人上半身非常躁熱，即使氣溫不高，也會突然熱得滿身大汗。這時候，人們最常的反應就是脫衣服或開電扇、空調。這麼一來，身體很快就涼了，但是好不容易刻意聚集的氣血能量，就被這些手段消除了。肺排寒氣的動作因此停止，於是又將寒氣留下來了。

正確的作法，應該先明白：**躁熱是排寒氣的必要過程。應該先忍耐躁熱，讓身體出一身汗，把寒氣排出體外。**

除了手腳冰冷是穿著不保暖的症狀之外，鼻塞、流鼻水或打噴嚏也是穿著不保暖的症狀。如果是在冬天，多數情形只要多加件衛生衣褲，鼻塞、鼻水或噴嚏就會停止了。

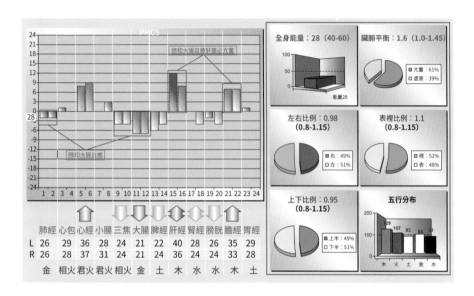

◆ **圖 3** 肺和大腸自癒的經絡檢測結果，較常出現的是肺（金，數值 86）的排寒氣。判讀的基礎源自於右下角的「五行分布圖」。

五行分布圖中的五個不同的顏色，分別代表五組臟腑，數值則代表該組臟腑的總和和加權計算結果。綠色代表的是肝和膽，黃色代表的是脾和胃，白色代表的是肺和大腸，黑色代表的是腎和膀胱。特別要注意的是，紅色代表的是心和小腸，是這一對臟腑數值總和，加上心包及三焦的加權數值計算的結果。

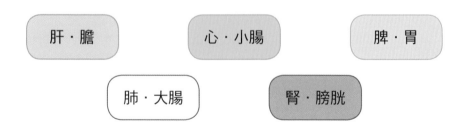

在圖 3 中，肝（木）的數值為 129，和平均線 100 的差距是 29，是所有經絡中差距最大的。但是，這個數值是因排寒氣的作用得出，屬於被動形成的虛火，不是原始的原因——這是在觀察了大量排寒氣時的圖形之後，所得出的結論。肺（金）的數值為 86，和平衡值差距為 14，是次大的數值。

肺經數值之所以低落，主要是因為圖 3 左側中，肺和大腸都是低於平均線的虛值。如果其中一組為高於平均線，另一組低於平均線，則兩組整合之後的結果，必定極為接近平均線。因為兩組均是低於平均線的虛值，才呈現了肺的數值為最低。**臟腑的調理以追求平衡為目標**，依此概念，調理的目標就是肺，也說明肺有異常。

從自癒的觀點，異常的臟腑可以視為身體正在進行自癒活動。經過實際長期觀察的數據顯示，也證明確實如此。雖然從五行分布圖中，推論出肺和大腸均為虛值時，是身體正在排寒氣。但實際觀察中，經常出現排寒氣症狀的人，經絡檢測的結果，除了肺和大腸為虛值之外，三焦經也必定是虛值。因此，**肺自癒的正確判讀，是肺經、大腸經、三焦經，三者均為低於平衡線的虛值。**

　　橫膈膜僵硬無法從經絡檢測中做判斷，必須實際觀察人體的狀態，頸後大椎穴部位表面堆積了較厚的肥肉，俗稱「富貴包」（如圖6），就是主要特徵。有這種特徵的人，常常自以為身體好，不容易感冒，但實際上是橫膈膜僵硬，限制了肺的活動能力，機能下降，如肺活量減低，排寒氣能力低下等。

　　橫膈膜僵硬會導致三焦經堵塞。三焦經在背部上方，會出現一條帶狀垃圾的堆積（如圖4），一方面使血液由下往上的輸送受到阻礙，血液無法順利進入頭部而出現頭痛問題。另一方面也會由於水分無法從上而下進入膀胱經，導致膀胱經堵塞。

　　膀胱經是身體所有經絡的大排水溝，各條經絡在膀胱經中都有一個對應的腧穴，是該經絡垃圾流入膀胱經的入口。當膀胱經因缺水而不通暢時，各個腧穴皆會受影響，所有經絡都可能因而堵塞。身體的垃圾無法從經絡順利排出，堆積在皮下經絡中，當垃圾堆得過多就會從皮膚排出，形成各種皮膚病。

　　橫膈膜僵硬會造成的問題，以及有何方法可以解決，會在第五章中詳加說明。由於它和排寒密切相關，要是橫膈膜僵硬，也會直接阻礙了寒氣的排泄。

　　圖5是一名78歲婦女的經絡檢測圖，她有嚴重的乾癬和富貴包。富貴包是在頸後大椎穴的位置有一個大包，如下頁圖6。

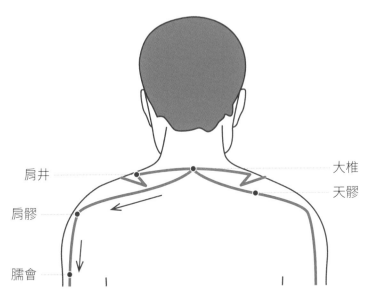

◆ 圖 4 三焦經堵塞會形成帶狀堵塞。

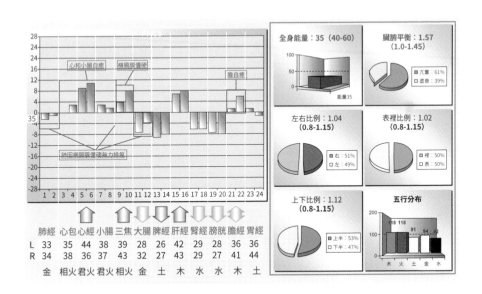

◆ 圖 5 橫膈膜僵硬的經絡檢測圖。

這一次的檢測，顯示身體正要排寒氣，但是由於三焦經處於實症狀態，而不能呈現出如圖 1 所示狀態：肺、大腸和三焦均為低於平均值的虛值。其中，三焦經呈現高於平均值的實症，這是橫膈膜僵硬的人比較常見的狀態。

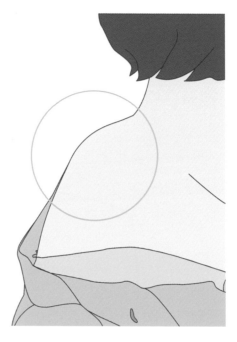

◆ 圖 6 富貴包。

從中醫的理論來看，肺是身體布水的臟器，負責把水分分送到全身各個器官。當肺的能力低下時，會使身體吸收水分的能力變差，各個部位因為缺水出現問題。皮膚因為缺水而偏乾，粗糙缺乏光澤，沒有油脂，容易造成細菌的感染——這是我理解的「肺主皮膚」。

橫膈膜僵硬時，身體大量垃圾無法從正常出口排出，一旦堆積過量，身體會啟動特殊形式的排泄方式，直接從皮膚排出。橫膈膜在肺的下方，當橫膈膜僵硬時，肺的活動能力也受到橫膈膜的制約，一方面肺活量變小、氣短，另一方面排寒氣的能力也下降。皮膚病的出現和肺能力的下降，都是橫膈膜僵硬造成的結果。雖然從這個角度看來，皮膚和肺都是橫膈膜造成的結果，兩者之間並非互為因果，但是兩者會同時出現，說其為「肺主皮膚」並不為過。

在圖 5 的經絡檢測圖中，另外有兩個自癒活動的症狀，一個是心的自癒活動，這是心包經、心經和小腸經均為高出平均值的實症，這會使五行分布圖中，紅色「心」的部份出現心火較高的異常。從自癒觀點來看，這種異常是心臟或小腸正在進行自癒的症狀，且大多數情形是小腸的自癒。

另外一個自癒活動是出現在膽經。膽經的自癒是以左右失衡狀態呈現，這時可能會出現膽經痛，或腹部不明原因的疼痛。膽經是一條從頭到腳的經絡，膽經痛有時是大腿外側不明原因的抽痛，有時則是後腰或臀部的不明原因疼痛。

案例三　心臟病發作的啟示

2019 年，一位兄長得了心室性心搏過速的心臟病。他在 2018 年發作過一次，做了心臟電燒手術，把發出錯誤電信號的心肌燒傷，心肌不再發出信號，症狀就消失了。八個月後，燒傷的心肌康復，又發出電信號，於是病症又復發了。

在明白電燒並沒有真的解決問題後，他擔心疾病一再復發，希望能用別的方法來解決問題。他來找我時，是發作的第二天。一夜沒睡的他很疲累，但是一睡著就無法呼吸，根本沒辦法入睡。

我並不確知如何解決問題，但是我先幫他量測經絡，並且讓他在氣束能椅上調理。兩小時後，他感到舒服了一些，但仍無法入睡。調理前後的經絡檢測圖如下頁圖 7。

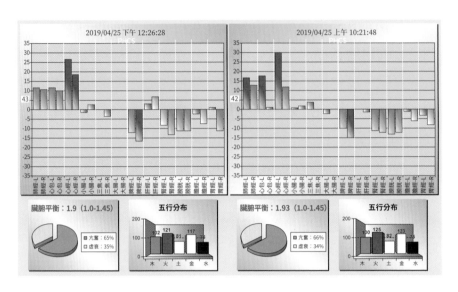

◆ 圖7 心室性心搏過速發作時的檢測結果。

　　我花了幾個月，才完全弄清楚圖7的檢測結果，原來在他心臟病發的當下，身體的自癒機制正在進行心臟的修復和急救。我們觀察過許多兒童的心臟自癒，發現多半在夏天進行，會造成早晨起不了床，而且起床後會感覺非常疲倦。顯然想要啟動心臟的自癒，需要如孩童般有很高的氣血能量才可以。

　　這位兄長發病時已經75歲，沒有足夠氣血能量來啟動心臟自癒。病發的當下，因為可能有生命危險，所以身體決定從肺挪用能量供心臟急救之用，於是肺的運行出現問題，造成了一睡著就會停止呼吸。

　　圖7中異常高亢的肺經數值（金123），說明肺的異常。心包經和心經的嚴重左右失衡，是心臟能量不足啟動自癒的症狀──這是我們從這個案例中學到的心臟自癒判讀圖形。後

來我們陸續發現，肝的自癒，圖形是肝經的左右失調；膽的自癒，圖形則是膽經的左右失調。

立即可用的能量

氣束能和其他經絡調理工具的差異，最主要是氣束能會從人體經絡的穴位，將能量注入經絡。氣束能的能量近似於氣功師修練產生的能量，也和人體內部本來就具有的能量同質性很高。因此，氣束能的能量進入人體，會如氣功師修練時的能量，在體內循著經絡流動。

人體的經絡是依著「子午流注」（圖8）的順序，一條一條互相銜接成一個大循環（圖9）。左側大腸經的迎香穴在臉部右

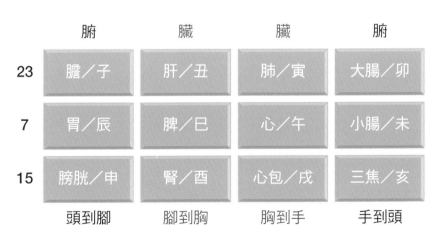

	腑	臟	臟	腑
23	膽／子	肝／丑	肺／寅	大腸／卯
7	胃／辰	脾／巳	心／午	小腸／未
15	膀胱／申	腎／酉	心包／戌	三焦／亥
	頭到腳	腳到胸	胸到手	手到頭

◆ 圖8 子午流注的經絡順序，左側的數字是臟腑的時間。

側，再銜接臉部右側胃經的承泣穴（圖10），構成一個包含左右十二條經絡的大循環（圖11）。氣束能的能量從經絡穴位進入人體後，即能循著經絡在體內循行流動。

並非所有經絡調理工具都具備人體可以立即運用的能量，氣束能除了能夠疏通人體經絡之外，由於和人體內部能量同質性，因而在能量流動於經絡的過程中，會被身體逐漸吸收運用。

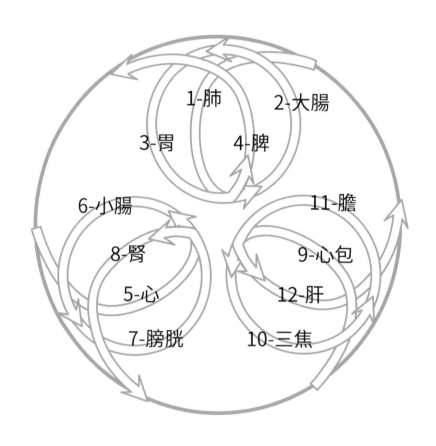

1-肺　2-大腸
3-胃　4-脾
6-小腸　11-膽
8-腎　9-心包
5-心　12-肝
7-膀胱　10-三焦

◆ 圖9 全身經絡條條相銜，接成一個大循環。

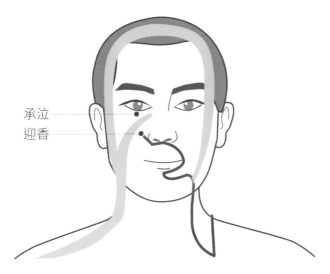

◆ 圖 10 迎香穴將左右兩側的經絡，銜接成一個大循環。

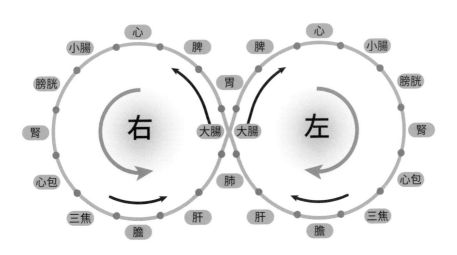

◆ 圖 11 左右十二經絡構成的大循環。

當能量駐留在某個穴位時，會形成數秒鐘的疼痛感。若氣束能在體內流動時遇到阻塞，能量會在該處聚集，逐漸升高能階。到了一定的能階，就會自動衝破阻塞，接著繼續往前流動，至下一個阻塞點，再衝破阻塞。這種人體內部本來就具有的特質，會形成中醫所說「氣至病所」的效果。

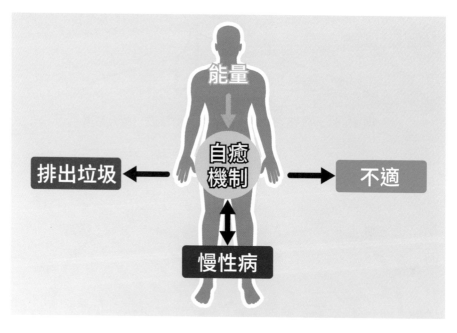

◆ 圖 12 能量是啟動自癒的關鍵因素。

圖 12 呈現人體自癒提及的重要概念，而最需要的是「能量」。這個圖是人體自癒最重要的概念，會在本書中出現多次，從各個不同的視角來說明它的真義。

氣束能的能量進入人體後，會被身體挪用來啟動自癒活動，或加大已經啟動的自癒力度，加快自癒行程。

自癒活動的狀態與階段

人體的自癒活動可以分為兩個狀態和四個階段。兩個狀態分別是：

一、沒有啟動任何自癒活動。

二、啟動某一個或多個臟腑的自癒。

從經絡儀的量測，可以觀察到這些變化。當身體自癒活動沒有被啟動時，經絡檢測的「臟腑平衡（或稱「氣機平衡」）」數值很低，大約在 1.3 上下或更低。當啟動自癒活動時，臟腑平衡數值則會升高至 1.3 以上。

從氣束能調理的前後，可以觀察到自癒活動的四種階段（圖 13）。在解釋這四種階段之前，先說明其中關鍵數值——「平均能量值」的意義。

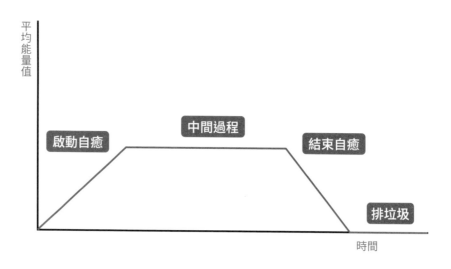

◆ 圖 13 自癒活動的四個階段。

身體的平均能量值是所有經絡量測數值的加總平均，概念上可以視為身體總體能量。由於無法分辨亢奮或高能量，因此數值偏高，並不代表總體能量高。但低於 30 則代表能量偏低，屬於虛寒體質。

另外還有一個臟腑能量的概念。當身體啟動自癒活動時，自癒活動會集中於某一個或多個臟腑。這時候，自癒活動會占用部份人體能量，使得平均能量值下降。反之，當身體的自癒活動結束後，被占用的能量會釋放出來，回到總體能量，因而總體能量值上升。

自癒活動的四種階段簡單說明如下，在第七章會以經絡測試的對比圖做更詳盡的解說：

一、**啟動自癒**：氣束能調理前，沒有自癒活動；調理後，啟動了新的自癒活動。身體的總體能量會流入新啟動自癒的臟腑，因而調理後的平均能量值會下降。同時，自癒活動會從本來沒有自癒，轉變成某個臟腑的自癒。這種變化有多種可能性：（一）、從一個臟腑的自癒，轉變成另一個臟腑的自癒；（二）、從一個臟腑的自癒，增加為兩個臟腑的自癒。這些變化都會造成經絡圖形和平均能量值的變化。

二、**中間過程**：有時候，自癒活動需要比較長時間不斷進行，調理前後圖形和平均能量值則可能只有小幅度變化，或完全沒有變化。

三、**結束自癒**：調理後的平均能量值，會由於自癒活動時所占用的能量被釋放而升高。經絡測量圖也可能出現較大幅度的變化。臟腑平衡數值會大幅下降。

四、**排垃圾**：多數的自癒活動結束後均會排出垃圾，例如：體表皮膚傷口的結痂掉落的屑。這時經絡臟腑活動已經結束，因此經絡測量圖上不會顯現正在排垃圾的自癒臟腑狀態，通常身體已經進入了下一個自癒活動。

除了氣束能之外，也有其他提升人體能量以達到自癒活動的方法。最簡單的就是提早入睡時間，或增加睡眠時間，都能促進造血機能，加快氣血的提升。修練氣功或站樁也是。

利用保健食品是一個便利的方法，例如：服用草本的抗氧化劑保健食品，快速清除血液中的自由基，使得血液運輸養分的能力提升。

　　另一種提升自癒所需能量的方法，則是服用小分子胺基酸，提高供給造血的材料來提升氣血能量。只要能提高身體的自癒能力，都可以提升抗衰老的效果。

眼睛能量不足的改善

談到眼睛的調養，很多人都會想到中醫的「肝開竅於目」這句話，認為眼睛和肝有關。其實這句話主要用在中醫的診斷，中醫師看一個人的眼睛，如果炯炯有神，說明這個人肝氣很旺；兩眼無神，則肝氣弱。

真正和眼睛健康有關係的，是通過眼睛的小腸經和膀胱經。小腸經主能量供給，膀胱經主垃圾排放。

眼睛疾病如果是因能量供給不足，多半和小腸有關，例如近視眼、老花眼、飛蚊症、乾眼症、黃斑部病變等。和垃圾排放有關的則和膀胱經有關，比方說，青光眼就是膀胱經堵塞，垃圾無法排出的結果。白內障則和能量供給不足，以及垃圾排泄不暢都有關係。

小腸影響了眼睛的能量供給不足，小腸和心臟互為表裡，可能心臟的問題才是眼睛的真正問題根源。

最常見的心臟問題是心臟的瓣膜疾病，如二尖瓣閉鎖不全。瓣膜問題常會形成心肌缺血，造成心肌的損傷，這種損傷對生命有很大威脅。

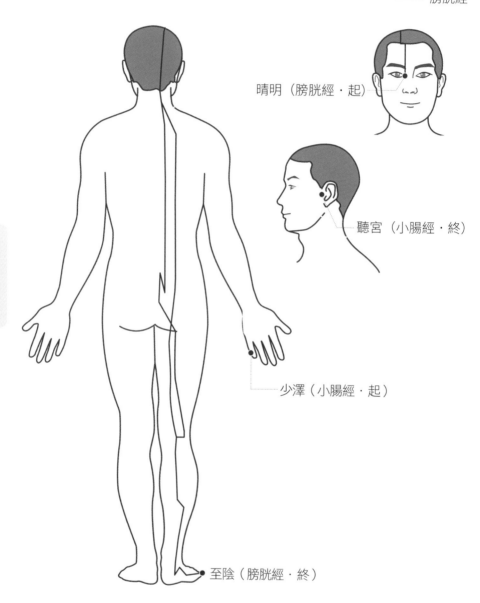

小腸經

膀胱經

晴明（膀胱經‧起）

聽宮（小腸經‧終）

少澤（小腸經‧起）

至陰（膀胱經‧終）

◆ 圖 14 與眼睛息息相關的膀胱經與小腸經。

任何時間，身體可能存在著多處器官需要修復。**身體會選擇對生命威脅最大，同時身體能量足以修復的損傷，為當下修復的目標**。通常五臟六腑的損傷，是身體優先修復的目標，而四肢五官的損傷，多數對生命沒有太大的威脅，如眼睛或耳朵，就算完全失去功能，也不會致命。因此，當身體修復心臟或小腸時，小腸經的能量可能會被全數挪去使用。這種情形會導致眼睛機能的下降，甚至可能會造成眼睛的損傷。

但是就個人而言，眼睛或耳朵失去功能，生活品質會大幅下降，其重要性仍然是很高的。這時就能透過可以發出類似氣束能的能量調理裝置，提供眼睛額外修復的能量，或可以改變身體能量分配，短時間提供眼部修復所需要的能量，來修復眼部的損傷，或使眼部盡可能不受能量不足的傷害。

由於眼部的損傷修復需要時間較短，大約一兩個小時就夠，所需要的能量也不高。這種調理對心臟和小腸的自癒不會造成太大的影響。

除此之外，透過經絡調理疏通膀胱經，讓眼部垃圾能夠順暢的排出，則能改善因為垃圾排出不順暢造成的眼部疾病。在按摩膀胱經之前，需要先疏通三焦經，在第五章會有三焦經的按摩專篇介紹。

經絡儀的判讀研究

　　學習中醫最大的技術障礙是脈診。一個中醫師首先必須有慧根，再加上好的師傅傳承和多年的臨床經驗，才能真正的學會脈診。然而在科學研究上，脈診有很大的缺陷，因為只有診脈的醫師自己才知道脈象的真實狀況，頂多只能留下口頭或文字紀錄，並未留下儀器記錄。對於臨床研究而言，很難形成真正可用的數據。

　　中醫科學化最需要克服的，就是發展出可以和脈診相當的儀器。脈診儀和經絡儀雖然已問世多年，但是一直沒有被中醫師接受。大多數中醫師仍以望、聞、問、切的古法診病。

　　我買過幾種不同的經絡儀，也曾和設計經絡儀的公司深入討論。我發現，雖然已有經絡儀或脈診儀，但一直沒有發展出真正可用的判讀技術，僅有少數的中醫師將他們的經驗寫成書，但旁人看了書仍然一知半解。於是，我開始深入了解，希望能發展出可用的判讀技術。

　　首先，先說明脈診儀和經絡儀的不同。脈診儀只取身體一個部位的脈搏來分析脈動可用的信號，經過一次方、二次方……多次方的數學計算，得出身體十二經絡的數據。這種作法所收集到的原始數據量比較少，更因為多次的運算而使得失真度不斷的累加。這樣的數據結構，不利於後續發展自動判讀技術。

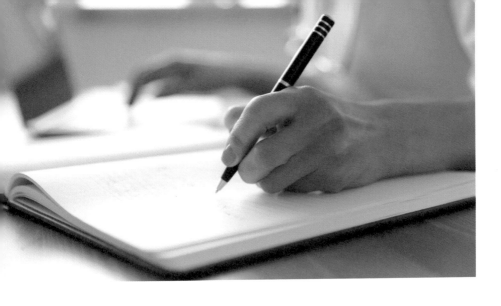

　　相對的，經絡儀是在身體左右十二條經絡各量測一個原穴的數據，來取得二十四個原始數據，數據量遠比脈診儀大得多，而且都是原始數據。無論對發展判讀技術，或未來的自動判讀，這些原始數據都很有利。

　　雖然取數據的方法比較繁瑣，但對於一個未知領域的探索，剛開始的繁瑣步驟不可避免。等到掌握了判讀技術，第二步再考慮簡化的問題。

　　普遍經絡儀的公司所附的系統判讀，只是對數據做簡單的分辨。當數據異常（數值特別高或低）時，就盡可能列出該經絡對應臟腑存在的所有問題。而且，只有單獨一條經絡的判讀，並沒有整體圖形的分析和判讀。再者，他們在研發判讀技術時，很難找到真正的脈診高手，願意花幾年時間全程協助，比方說，發展和人工脈診充分比對過的判讀結果，找出每個檢測數據的真正意義。這些都是非常困難，而且必須耗費大量時間和精力的工作。不過，要是沒有經過這些精細的比對，也就不可能發展出真正可用的判讀技術。

2011 年，我完成了氣束能的開發。在親自使用氣束能許多年後，我發現這個設備確實能有效改善身體健康。在使用氣束能時，我先利用經絡儀量測身體狀況，再決定當天應該使用哪一個穴位組。

找到正確的調理處方

「致中和」是中醫調理的目標。要達到這個目標，必須從經絡儀量測結果的五行分布圖中，選用最不平衡的臟腑來作調理。從該臟腑相關穴位輸入能量，就有機會達到致中和的目的。

經過一段時間的臨床實驗，配合經絡儀使用氣束能調理，在大多數的情形下，確實能夠達到「致中和」的預期效果。圖 15 就是從身體的六個穴位輸入氣束能的能量一小時之後，再量測的經絡狀態。臟腑平衡數值從 1.86 下降至 1.55，五行分布圖中各個系統的高低差也明顯縮小許多。顯然利用這個簡單的方法，可以找出氣束能調理的正確處方。

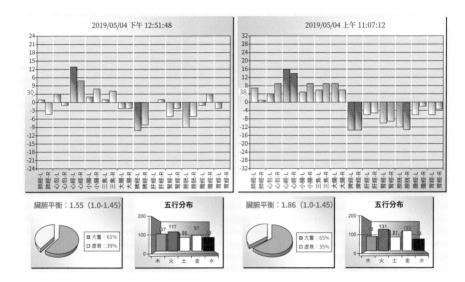

◆ 圖 15 氣束能調理後，達到「致中和」的目的。

　　在成功找到結合經絡儀和氣束能，發展出一套全新的經絡調理技術之後，我們利用這個技術，提供客戶體驗設備，並且試著找出經絡儀各種圖形和數值的真正意義。

　　有一天，一位胃痛的客人用了氣束能後，胃就不痛了。檢測結果調理前後一個多小時，圖形出現極大的變化，如圖16。

　　這個調理和量測的結果，讓我重新理解經絡量測的意義。如果一個人的經絡可以在兩個小時之內，出現這麼大的變化，那麼不能僅透過一次的量測，來判斷一個人的長期狀態。經絡儀是用來量測人體動態變化的系統，理解「人體當下正在做什麼」的設備。

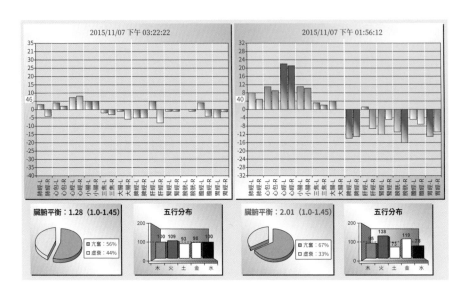

◆ 圖 16 胃痛的調理前後，出現變化極大的檢測結果。

　　調理前受測者胃痛，調理後胃痛消失。調理前，五行分布圖中代表脾胃的黃色長條（土），數值是五行中最低的 73。從「致中和」的觀點，偏離平均值愈遠的數值就是最主要的異常，也是需要被「致中和」的一「行」。從自癒觀點，這個最需要被致中和的一「行」，應該是身體正在進行自癒活動的一「行」。在這個案例，我們第一次認識到，原來胃潰瘍造成的胃痛，是身體自癒活動創造的「好轉反應」。

　　數值 73 是脾和胃加總之和，再經過與五行其他四個指數比較之後，計算出來的結果。由於脾和胃均為虛值，兩個虛值相加就更虛了。如果其中有一個是實症，則其結果就會更接近平均值的 100。

抗衰老自癒工程

　　因此我們發現，脾、肺兩組的經絡檢測值如果都是虛值，說明該組臟腑可能正在進行自癒活動。由於正常情況下，腎和膀胱兩者均為虛值，不能判斷為異常。要是異常時，也就是說兩者都出現粉紅色或紅色，以及非常低的數值時，才算是自癒活動的異常。（說明：經絡檢測柱狀圖中顯示的顏色，靠近平均線一格為藍色，兩格為黃色，三格為粉紅色，四格以上為紅色。）

　　肺的自癒活動出現時，大多數的情況下，三焦經也同時會出現虛值。在後來研究橫膈膜僵硬的過程中，發現橫膈膜僵硬的人，會因肺功能低下而無力排寒氣。因此，肺和大腸的自癒，就從肺和大腸的虛值，擴充為肺、三焦和大腸三者均為虛值，才是排寒氣。如果其中三焦經為實症，肺和大腸是虛症，則是身體本應排寒氣，但卻因橫膈膜僵硬而無力排寒氣。

03

抗衰老的生活型態

　　「衰老」是一個模糊而籠統的形容詞。想做好抗衰老就需要更具體的定義「衰老」，找出它的真正意義和可以操控的因素，才能有效抗衰老。

　　衰老的第一個特徵是氣血低落。隨著年齡增長，人體的氣血會逐漸下降。氣血低落是大多數慢性病共同的病因，因此，慢性病也就成了抗衰老過程中，主要克服的問題。

　　衰老的第二個特徵是全身器官機能下降，主要還是根源於氣血的低落，導致身體的自癒機制能力愈來愈低，許多需要更換的細胞，無力即時更換。

　　衰老的第三個特徵是罹患慢性病的機會愈來愈大，例如高血壓、心臟病、糖尿病、青光眼等慢性病。這些慢性病的共同特徵是都缺乏痊癒技術。

　　抗衰老的目的，就在消除或減少這三個特徵的出現。

從腑臟調理來抗衰老

　　現代醫美的進步，使得「凍齡」成為非常普及的技術。人們很難從臉上的膚色、膚質、氣色來判斷年齡。重視外表的抗衰老是當今抗衰老的主要方向。

　　這種抗衰老很辛苦，因為在完全不調理衰老臟腑的前提下，保持外表的年輕是非常困難的工程。真正年輕的身體，氣血能量充足，表面細胞的營養和水分供給充足，細胞更替及時，所有組織都年輕、充滿活力，要維持外表的青春很容易。

　　已經老化的身體，內臟機能退化，處處充滿損傷，身體的氣血能量也很低落。表面皮膚雖然經過人工處理，看起來很年輕，但是無法充分供給細胞營養和水分，也沒有足夠的材料更替細胞。在完成醫美手術一段時間後，皮膚仍會開始快速老化衰敗。想要保有年輕的外表，就得再做手術來維持。

　　這種醫美手術雖然改善了外表的狀況，但是手術造成的傷害，也加速了體內腑臟的實質衰老，必須耗費更大量的能量來自癒修復。於是，付出的不只有金錢，還有生命力的支出。若已進行這類手術，務必透過充分的休養生息，將傷害減到最低。

　　一部數十年老車，所有的零件都已老舊、損耗。光進行重新烤漆並無法提高它的效能，而是所有零件都需要整修或更替，特別是電力系統、油路系統、引擎系統，都要大整修。

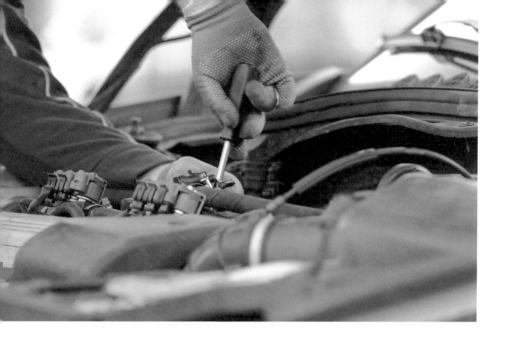

　　人體也是一樣。隨著年齡的增加，身體大多數器官都有很多損傷。當氣血能量提升後，身體會啟動自癒活動，才能修復損傷。這是**從養生觀點的抗衰老，著重在體內臟腑的抗衰老**。

氣血能量愈高，老得就愈慢

　　圖 17 是我在《人體使用手冊》書中建立的氣血能量示意圖，其中，氣血能量的上升或下降趨勢，其實就是衰老和抗衰老的趨勢。中醫所說的氣血能量，就是衰老的指標。因此，**養氣血也就成為抗衰老最重要的一環**。

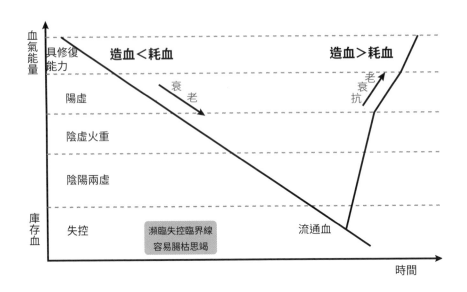

血氣能量

具修復能力

造血＜耗血　　　　　　　　　　　　**造血＞耗血**

陽虛　　　　衰
　　　　　　老　　　　　　　　　　　　老
　　　　　　　　　　　　　　　　　　　衰
陰虛火重　　　　　　　　　　　　　　　抗

陰陽兩虛

庫存血

失控　　　瀕臨失控臨界線　　　　　　流通血
　　　　　　容易腸枯思竭

時間

◆ **圖 17** 氣血能量示意圖。

氣血能量和血液總量成正比，血液總量又和每天的造血能力成正比。只要每天造出來的新鮮血液大於每天消耗或死亡的血液，就能創造上升的血液總量趨勢。這樣就進一步把抗衰老的重心，聚焦在如何能提升每天的造血能力，如圖 18。

造血就像製造產品一樣，可分兩個步驟：一是準備充足材料，二是讓製造程序，能在最佳狀態下進行。

圖 19 是提高造血能力的三個養生方法。其中，敲膽經和細嚼慢嚥是提高食物的吸收能力，將吃進去的各種食物，以最大比率轉化成造血材料。早睡則讓身體有更理想的造血程序，順利將最大量的營養，轉化成身體可以利用的氣血能量。

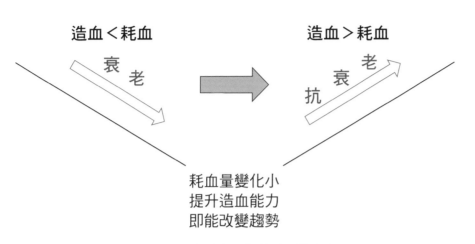

造血＜耗血　　　　　　造血＞耗血

衰老

抗衰老

耗血量變化小
提升造血能力
即能改變趨勢

◆ 圖 18 改變氣血能量趨勢就是抗衰老。

　　我們通常會建議想養生的人，每天最好在夜間十點前入睡，這樣可以維持基本的健康。如果想要達到更好的抗衰老，也就是想讓自己老得更慢，更早入睡對身體更有益處。

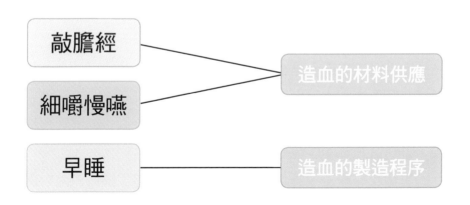

敲膽經

細嚼慢嚥

造血的材料供應

早睡

造血的製造程序

◆ 圖 19 提高造血能力的三個養生方法。

找出核心重點

　　開車的人都知道，汽車做定期保養，就是要及時更換接近使用年限的零件，避免在開車途中故障。人體同樣需要保養，只不過是由體內的自癒機制來做，不需要像汽車一樣送進保養廠，而且只要有足夠的能量，隨時都能進行。

　　過去七年，我們觀察了數萬例的經絡檢測數據，很驚訝的發現，人體的自癒活動多數都很頻繁的持續進行著。大多數的自癒活動，若不用儀器觀察則幾乎完全無感。

　　我們對身體內部每天進行的自癒活動，居然完全無知和無感。事實上，大多數的不適，都是自癒活動的症狀，如皮膚自癒時的紅腫、發癢、結痂；排寒氣時的打噴嚏、流鼻水；修復胃潰瘍傷口時的胃痛。這些都是異常，卻不是疾病。

　　一部老爺車的大整修是其抗衰老的方法，人體的抗衰老則是透過「不斷自癒」來達到目標。即使是同年齡的人，衰老的程度有時會有很大差距。有些五十歲的人，看起來像七十歲。相反的，也有七十歲的人，看起來像五十歲。仔細分析會發現，這些差異來自於不同的生活型態。

　　生活作息較差，脾氣性格比較急躁、易怒，壓力較大，操勞過度的人，因為造血能力低，血液總量下降得快，所以衰老的速度就會比較快。反之，生活作息良好，脾氣平和，生活安

逸自在的人，有足夠的能量來自癒維修器官的損耗，衰老速度自然比較慢。

　　汽車的修復和投入的資金成正比，只要投入足夠的資金，就算數十年的老舊汽車也能修復如新。人體的自癒也有類似的狀況，修車的資金相當於人體的氣血能量。充足的氣血能量就能啟動身體的自癒機制，不斷的修復身體的損傷。氣血能量愈高，自癒能力也愈強。修復的力度愈大，抗衰老的效果也愈好。

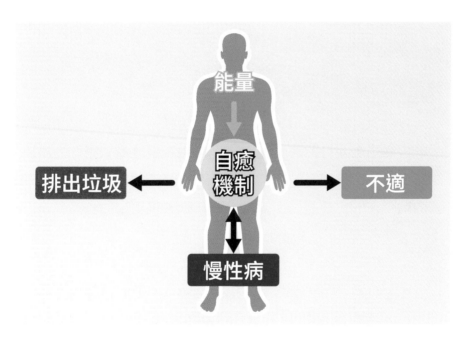

◆ 圖 20　充足的能量才能啟動自癒。

使用電腦的人都知道，只要在電腦上安裝了防毒軟體，做好設定，開機就會自動執行掃毒、防毒。自癒機制就像是人體的防毒軟體，只要生活作息盡可能依著自然規律運行，讓身體的氣血能量經常保持上升的趨勢，有了足夠的氣血能量，所有的自癒活動都會自動運行。

理論上，以自癒來抗衰老養生，並不需要額外補充特別的食物。但如果能補充可快速吸收的營養食品，或經常做調理，確保經絡通暢，臟腑處於最健康狀態，就能有更多的能量來加速自癒活動的進行。

錯誤認知是最大的障礙

自癒活動運行的最大障礙，是人們對「自癒」概念的錯誤認知與理解，也就是不相信身體存在著強大的自癒能力，特別是內臟存在的自癒能力。大量自癒活動表現出來的身體異常或不適，被定義成了疾病，比方說：

一、如果「症狀被認定為疾病」時，治療的目標就在「盡快中止症狀」。實際上，「症狀是自癒活動創造的」，中止症狀的治療就會「中止自癒活動」。症狀被中止之後，只要身體積蓄更多能量時，會再啟動相同的自癒活動，相同症狀會再度出現。因此，錯誤的治療方法，成為不斷創造相同症狀的元兇。相同症狀

不斷重複出現，就成了不易治癒的慢性病。

二、如果相信症狀是「自癒活動創造的」，正確的處理是
提高身體能量，讓自癒的力度提升，加快完成自癒活
動，症狀自然會消失。這時候，好轉反應症狀會更嚴
重。這些在改善身體狀態的症狀，反而很容易被誤認
為是疾病惡化了。

三、以「症狀的終止」來判定醫療技術的優劣，是人們很
自然的反應。自癒活動創造的症狀，只要「中止自癒
活動」，症狀很快就會消失，而且醫師可以準確的預
測症狀消失的時間。相對的，「完成自癒活動」來消
除症狀需要較長時間，醫師也無法預料需要多久。表
面上看來，「中止自癒活動的治療技術」會被認為是
醫師的醫術高超，久而久之就成了主流。

四、面對異常和不適，人們的反應往往是「身體生病
了」，認為必定是身體某個部位出了問題。這就是對
人體的能力完全不信任的反應。要是對人體的能力有
正確的認知和信任，面對異常和不適，會想到的問題
是「身體正在做什麼？」相信身體出現的異常和不
適，很可能是器官正在自癒，然後選擇多休息及補充
能量，加速自癒完成。

　　以人體自癒能力解決問題，多數工作由自己負責，也是最
省錢的作法。相對的，將症狀定義成疾病，然後發展消除症狀
的藥物來快速中止症狀，反而讓症狀反覆出現，對個人造成了

極大的傷害。但是，這對於醫療產業而言，不僅形成了慢性病的主流醫學概念，也因為病人長期使用藥物來中止症狀，替藥廠創造了極大的商業利益。

從中醫的角度來說，除非是補品，才可能長期服用相同的藥方，否則通常要由中醫師針對病人當下的症狀開藥方，而且推理判斷的是假設性病因，不是明確的病因。因此，每次開藥都存在著不確定的因素。如果數天後病情如預期的改善，說明處方正確。但是，此時身體狀況也已經改變，所以醫師則需要針對新的狀況，再開立新的處方。

如果病情不如預期改善，說明前次的病因推理可能有誤，必須重新推理找出可能病因，再開處方。也就是說，無論推理正確與否，數天後都需要重新開立處方，不會長期服用同一種藥方。

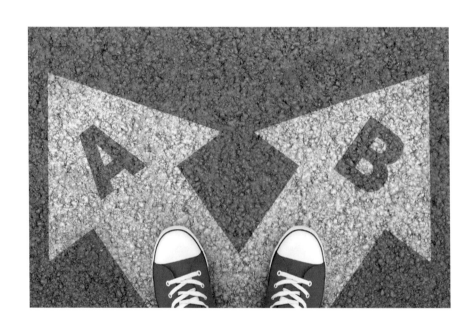

　　長期服用同一種藥物，說明這種藥並未改變身體的狀況，自然也不會改善病情，也就是沒有治療疾病作用。如果它治的是自癒活動創造的症狀，那可能連治療的目標都弄錯了。

　　管理學有句名言說：「做對的事，再把對的事做好。」治療的目標錯了，說明沒有做到「做對的事」，而是不斷的「做錯的事」。隨後花再大的力氣「把錯的事做好」，也是沒有意義的。這也就是為什麼中醫治病，必須先推理找病因。

　　「治因不治果」不只是中醫治病、也是管理學和工程學或其他科學解決問題的基本原則。不能因為原因不明，就捨棄基本原則，而改為「治果不治因」。原因不明也需要用推理找出可能的原因。推理一次不對，可以再嘗試新的推理。

　　中斷自癒活動的治療手段，大多數是降低人體的氣血能量，使人體的自癒活動因氣血能量不足，而無以為繼。例如，早期西方醫學以放血療法，來治療感冒和胃痛的症狀。感冒是身體排除寒氣的症狀，當放血療法創造身體出血性傷口時，由於出血性損傷有致命威脅，在自癒的優先順序中優先於排寒氣。同時，放血降低了身體的能量，使得自癒能力下降，因而身體會先停止排寒氣，轉而修復出血性傷口。

　　排寒氣的自癒活動停止後，感冒的症狀自然消失。就症狀治療而言，症狀消失意味著治療成功。等到出血性傷口治癒後，身體會再啟動排寒氣，感冒症狀再度出現。站在醫師的立場，這是另一個疾病，需要另一次的治療。

　　現在雖然不再用放血這麼原始的手段，而改用藥物治療，但治療的邏輯仍然相似。以消除症狀為目標的醫療手段，而不

是依循「治因不治果」的原則，很自然的都會發展成「以中止自癒活動手段」的治病方法。

這種降低氣血能量的治療方法，會使氣血下降，抗衰老的目標就無法達成。因此，學習抗衰老的生活型態必須先明白，主流醫學的慢性病治療概念和抗衰老概念的相反性質。**正確的應對自癒活動創造的異常和不適，才有機會真正達到抗衰老的目標。**這也說明，唯有讓身體達到真正的健康，才能做到抗衰老。

以自癒為核心的抗衰老方法，是以提高臟腑健康的手段，由內而外的抗衰老技術。如果無法接受自癒的理論和概念，以醫美技術為主，則僅僅只做到外表的抗衰老。這種抗衰老的做法，就像老舊汽車的重新板金、烤漆，引擎、電路、油路、傳動、剎車、內裝都不動。外表年輕，內部機能仍然老舊，算不上是真的抗衰老！

損傷的自癒

　　人體老化過程中，難免存在著各種臟腑的損傷。在現代醫學中，由於沒有自癒的概念，認為這些損傷都是「可以控制，但難以治癒」，加上現代醫學並沒有氣血能量的概念。

　　氣血能量的下降趨勢被認為是人體的老化趨勢，是無法逆轉的。也就是說，氣血能量不可能出現上升趨勢。在氣血能量下降趨勢中，身體的自癒能力低落，大多數臟腑的損傷都無法修復，也就都是不可逆的。實際上，**只要透過生活作息的調整，發展出氣血能量上升趨勢的生活型態，損傷依舊可以好轉。**

　　例如，曾經有心室性心搏過速（Ventricular Tachycardia, VT）的病人，在第一次電燒手術後再發作時，利用養生手段啟動身體的自癒活動來修復心臟，改善了發出錯誤信號的心肌。從症狀判斷，可能身體將發出錯誤電信號的心肌，以再生的方式，讓新生的心肌不再發出錯誤信號。

　　還有一位曾經得過肺結核的朋友，肺裡留有纖維化的組織。由於修練站樁以及調整生活作息，逆轉了氣血能量和健康，身體的自癒機制清除了纖維化的組織，再生了新的健康組織。

　　一位得了難治的皮膚乾癬的病人到大醫院看病，醫院給的說明單上提到，這個病無法痊癒，必須要有和疾病長期共存的心理準備。病人第一次看到這張單子，心理受到很大的衝擊，

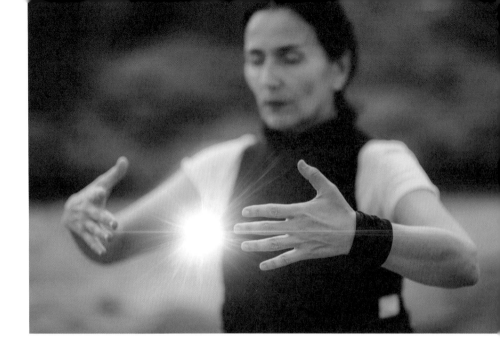

特別是這種病會掉髮，加上皮膚上長了大量難看的乾癬，讓他再也不想參加任何活動。在重新分析病因之後，他理解這是一種因體內正常排泄管道淤塞的表現，同時因染髮劑的化學毒素侵入身體所造成的。於是他禁絕染髮，加上推拿疏通經絡，經過近一年的調理，終於把體內的毒素排乾淨，乾癬也就痊癒了。

這三個實際發生的例子，說明身體存在著強大的自癒能力，可以修復身體內部的器官，再生新的組織。只要調整生活型態，加上經絡調理，消除了病因，症狀就會跟著消失，也能重新找回健康。

真正的抗衰老需要提升身體的自癒和再生的能力，讓身體不斷的修復內部臟腑的各種損傷，更換新的組織；不斷的提升臟腑的能力，讓臟腑更健康；臟腑健康改善，臟腑更年輕，外表自然跟著年輕。可以說，**提升人體總體能量，促進臟腑不斷的自癒，是人體由內而外、真正抗衰老的途徑。**

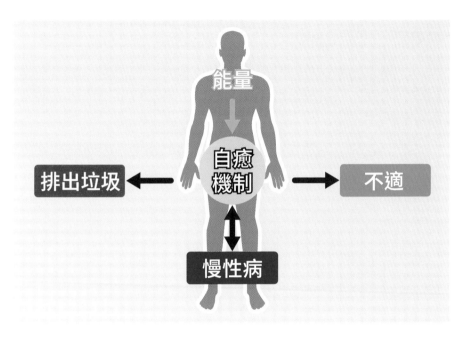

◆ 圖 21　自癒機制運行示意圖。

　　圖 20 和圖 21 相同，是人體自癒機制運行示意圖。其中最上方的能量，指的是身體的總體能量。**從中醫養生的觀點，人體的氣血能量，代表的是人體總體健康狀況**。它和人體的血液總量成正比，血液總量愈多，氣血能量愈高。血液是身體各種能量的載體，也可以說是各種形式能量的容器。

　　例如，氣功師修練的能量，承載於血液之中。血液總量愈

多，能夠承載的能量就愈多。血液中的各種元素也承載於血液之中，血液總量太少，各種元素也就跟著不足。

在過去七年中，我們發展出可以觀察人體自癒活動的技術。由眾多的實例中可以發現，只要年齡不是太大或身體不是很虛弱，在氣溫 20℃ 以上，人體就會頻繁的進行各種自癒活動。氣溫愈高，自癒活動愈頻繁，自癒強度也愈高。大多數的自癒活動，人們是無感的；因為無感，也就對這類自癒活動完全無知。

抗衰老的重點是修復身體各種器官的損傷，因而提高身體的自癒能力，就是抗衰老的核心。關於自癒，會在第七章中詳加說明。

睡眠是抗衰老重要的一環

許多女人都明白睡眠的重要，因此很早就有「睡美容覺」的說法。所謂「睡美容覺」，就是睡得夠多，人自然就會美，自然衰老得慢。因此，抗衰老對許多人而言，就是要解決睡眠的問題。

根據統計，臺灣至少有三分之一的人有睡眠障礙。睡眠的問題有晚睡、睡不著、睡不沉（淺眠）、呼吸中止、多夢、夜尿、日夜顛倒等多種。晚睡是現代人普遍的現象，也是造成衰老最大的原因。

晚睡的習慣是睡眠時間愈來愈晚逐漸形成的。我們可將凌

晨十二點視為一個關卡，要是習慣每天超過十二點才入睡，睡眠就會愈來愈困難，漸漸發展成了失眠症。也可以說，晚睡習慣是形成失眠症最主要的原因。

理論上來說，如果逐漸提前入睡的時間，就有機會逐漸改善睡不著的問題。有些人確實可以透過早睡來改善睡眠，最終脫離失眠症的困擾，但對有些人，則非常困難。

許多人擔心白天睡了午覺，晚上就睡不著，因此，白天再累都不敢睡。於是，清晨六點起床到晚上十點就寢，總共十六小時沒有闔眼。長時間沒休息，身體處於大量透支肝血狀態，肝火過盛就不容易入睡。

有些老人則常坐在電視機前打盹，正因為白天睡了許多覺，夜間反而很容易入睡。他們是累了就睡，根本不存在透支肝血。夜間沒有肝火，自然很容易就會睡著。

那麼，想睡睡不好，因夜間失眠而無法有效抗衰老的問題，能怎麼改善？可能得從以下幾點來看：

◉ 氣的調度

「氣的調度」是我在《人體使用手冊2：人體復原工程》書裡的一篇文章。從我們的經驗來看，「氣的調度失調」是現代人失眠最大的原因之一。

許多人精神不濟時，都會喝咖啡或茶來提神。事實上，咖啡並沒有多少能量，那些你以為會有的提神作用，不會是咖啡所創造出來的，更大的可能是透支身體內部原有的能量而來

的。**所謂提神或運動員的爆發力，都是透支而來的能量。**不單是咖啡，部份吃了會精神很好的興奮劑，也可能是提高身體透支的能量而已。

每天早晨醒來精神很好，到中午精神已有些萎靡，那些少掉的精神就是「氣」。晨起時充足的「氣」，大約可以支撐四至六小時。血液總量愈多的人，可以撐得久一些。反之，老人或身體虛弱的人，可能兩三個小時，「氣」就耗光了。到了中午時，「氣」耗完了，身體就會開始疲累。

這時候，最好能小睡半小時至一小時來補充「氣」，下午才能再維持幾個小時的好精神。因此，**睡午覺的習慣非常符合養生的原則。**

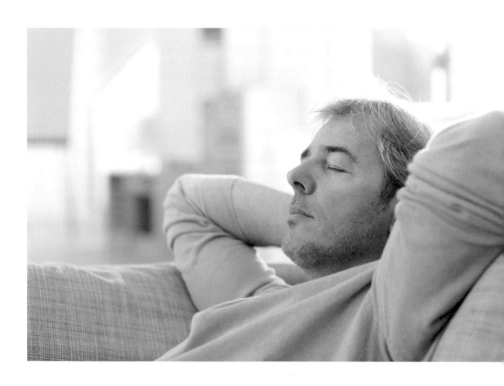

「氣」不足時會有明顯的疲倦感，用意志力可以勉強撐一段時間，強打精神。這時候的能量來自身體肝血的透支，也就是「肝火」。要是一天硬撐個兩三次，肝火就不容易消退，當天晚上自然就不容易入睡。就算入睡了，睡眠品質也會很差。

大多數人的失眠，其實是不懂得調度「氣」的結果。正確調度身體的「氣」，不但可以改善睡眠品質，更可以解決失眠的問題。

一位得了重病的朋友，白天都不敢睡，因為怕晚上會睡不著。由於他的氣血很低，我估計他的「氣」大概只夠撐兩個小時，因此建議他白天每活動兩個小時，就休息一下，能睡就睡，睡到自然醒。這樣施行了一段時間後，晚上果然睡得很好。這是因為身體不再透支肝血，到了晚上自然容易入睡。

◉ 自我催眠「我不容易睡」

許多人一段時間睡不好之後，就認定自己是睡眠不好的人。再看到新聞上說有三分之一的人有睡眠障礙，就自動對號入座。要是經常這麼想，睡眠只會愈來愈不好，倒真的成了有睡眠障礙的人。當相信自己有睡眠障礙，身體就會變成我們相信的那種狀態，就像一種自我催眠。

這種認定自己不容易入睡的人，有時候就算睡著了，旁人都聽到了他的打呼聲，他還是自認其實沒睡著。每當遇到這樣的人，「反催眠」是最好的方法。首先讓他明白他的催眠過程，然後請他經常告訴自己，「我沒有失眠，我一定能睡

好」，並且在他睡著時錄影存證。或者建議他戴監測睡眠的手錶，也是很好的方法。

◉ 多夢的誤解

一個朋友因多夢來找我。我請他做了睡眠檢測，發現他的夢很正常，只是在醒來之前較多夢，大概十分鐘。由於是醒來之前的夢，才會讓他以為自己整夜都在做夢。

電腦是以 GHz（10 億次／每秒）速度運行，夢也是類似的速度。因此，十分鐘的夢感覺上像是做了一輩子的夢那麼長。做完睡眠檢測、知道真相之後，他心情放鬆不少，困擾了他幾個月的「多夢」疑慮也解決了。

◉ 夜尿的改善

另一個常見的睡眠困擾是夜尿。中老年人常有的夜尿困擾，是因為氣血低落導致新陳代謝能力下降，加上白天大多數都是站和坐，小腿總是在最低的位置。到了傍晚或晚上，身體需要排泄出去的體液便匯集在小腿肚裡。夜間睡著時，身體放平，小腿肚裡的體液開始回流滲入膀胱，尿液充滿了膀胱，就形成了夜尿。

針對這種原因的夜尿，可以在睡前四小時，平躺在床上，兩腳抬高三十分鐘，讓小腿中的體液往下滲入膀胱，盡量在睡前的四小時將尿液排掉，也就解決夜尿的問題了。

◉ 睡眠週期

夜尿還有一個「醒來不容易再入睡」的問題。首先要瞭解，我們的睡眠不是從淺眠到深度睡眠，接著就一夜都深睡到清晨才變成淺眠，然後醒過來。

實際的睡眠是一夜有四到六個睡眠週期，每個週期大約 90 ～ 120 分鐘，從淺眠到深度睡眠，再到淺眠，然後進入下一個週期。

夜間醒來的時機，都是在兩個週期之間的淺眠時段。如果能很快入睡，就進入了下一個睡眠週期。這樣的醒轉對整個睡眠品質的影響就很少。

因此，夜間醒轉想要快速再入睡，要克服兩個問題。**第一個問題是，不要認為自己「只要醒來就不能再入睡」**。相反的，應該要催眠自己，相信自己就算醒了，也很容易再入睡。

第二個問題是，夜間醒來時，不要讓自己太清醒。這就需要在睡前做好準備，比方說，在臥室和浴室之間裝有夜燈，醒來時不需要開任何燈，讓自己保持在半睡半醒之間。另外，由於夜間身體會進行各個臟腑的自癒活動，這時分配給膀胱的氣血能量可能很少，小便時膀胱沒什麼力，容易滴滴答答。如果站著小便，為了要控制尿液方向，瞄準馬桶，很快就變得很清醒。因此，建議無論男女都坐著小便。

夜間醒來，走到浴室迷迷糊糊的坐著小便，然後回到床上再睡，通常這樣都能很容易再度入睡。

衰老的程度和速度

　　人體的氣血會隨著年齡增長而逐漸下降，和衰老成反比。從一個人氣血的高低，也可看出這個人的衰老程度。

　　氣血能量是人體自癒的動力。氣血能量愈低，自癒能力就愈低，修復器官損傷的能力也就跟著降低。如果修復速度比耗損速度快，耗損就會愈少，器官效能愈好，人的感覺會愈年輕，這就達到抗衰老的目的。

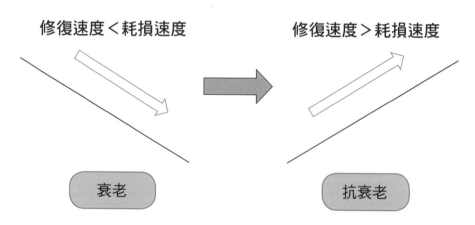

◆ 圖 22 修復和耗損速度的拉鋸變化，決定了一個人的衰老速度。

自癒速度是心臟瓣膜疾病惡化的關鍵因素

「心臟二尖瓣（三尖瓣）閉鎖不全」或「心臟二尖瓣（三尖瓣）脫垂」是很常見的心臟疾病。這類疾病目前沒有有效的治療方法，也尚無好的對策。

在我們檢測經絡的過程中，發現心臟的自癒活動出現得非常頻繁。大多數曾經確診為心臟瓣膜異常的人，只要當天氣溫升高超過 8℃，或當天氣溫超過 25℃，就會出現心臟正在進行自癒的檢測結果。

有些人在年輕時，就發現了心臟二尖瓣閉鎖不全。到了年紀大、身體虛弱時，很可能會轉變成心室性心搏過速，就像在第二章中提到的案例三（見頁 45）。

結合我們觀察到──心臟經常啟動自癒活動的數據，說明心臟二尖瓣閉鎖不全造成的心肌損傷，身體的自癒機制認定會對生命有很大的威脅。因此，只要在能量許可的狀態下，就會啟動心臟的自癒。

於是，身體每天都在形成心臟損傷和自癒之間不停進行拉鋸戰。年輕時氣血充足，自癒的速度快於損傷的速度，病情有機會逐漸改善；年齡增長則容易氣血不足，自癒的速度慢於損傷的速度，病情就會逐漸惡化，演變為心室性心搏過速。

有些能量經絡調理設備，能夠提供心臟自癒所需要的額外能量，提高心臟自癒的速度與力度，讓身體的自癒能力以最大幅度對抗身體的損傷，贏得拉鋸戰來改善疾病。增長使用這種

設備的時間，可以提升自癒的力度，讓身體的自癒能力以最大
幅度對抗身體的損傷。

良好的生活作息最重要

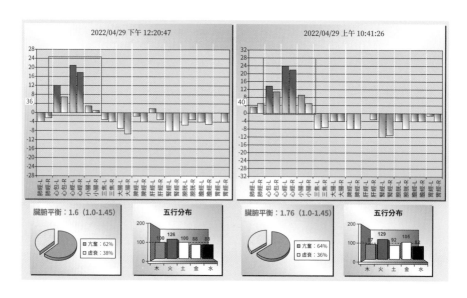

◆ **圖 23** 心臟瓣膜病變患者 A 的心臟自癒活動。

圖 23 是經絡調理前後的比對圖，右側是調理前，左側是調
理後。心臟正在進行自癒活動的特徵是：心包經、心經和小腸
經都是實症。圖 23 中紅色方框所標示的，即是識別心臟自癒的
三條經絡。

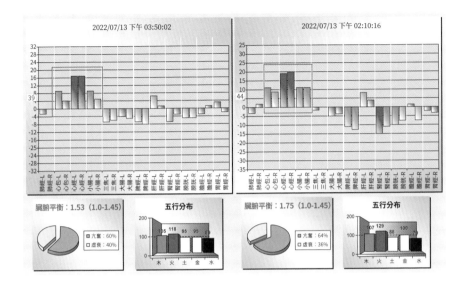

◆ 圖 24 心臟瓣膜病變患者 A 的心臟自癒活動。

　　圖 23 和圖 24，是患者 A（36 歲）在不同時間經絡檢測的結果。在氣溫較高的季節裡，這類心臟瓣膜患者，大多數時候的經絡檢測，都會呈現心臟處於自癒活動的狀態。

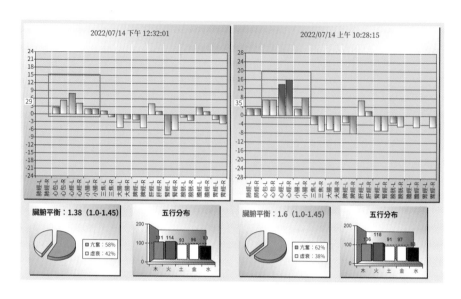

◆ 圖 25 心臟瓣膜病變患者 B 的心臟自癒活動。

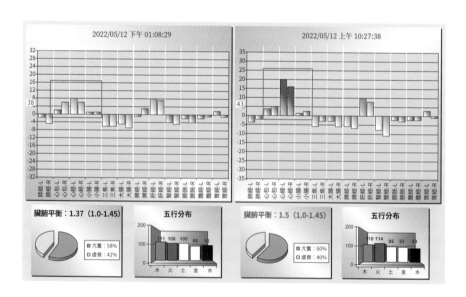

◆ 圖 26 心臟瓣膜病變患者 B 的心臟自癒活動。

圖 25 和圖 26 是患者 B（70 歲）在不同時間檢測的結果。和 A 相比，顯然 B 的狀況好很多，經過調理後改善的效果比較明確。相較之下，A 在調理後，並沒有明顯的改善。

大多數這類的患者，在開始時都是如 B 的狀況，身體狀況比較好，病情也比較輕。身體的修復速度和損傷的速度接近，或者修復速度略高於損傷速度，病情惡化比較慢。

為什麼年紀比較大的，反而惡化比較慢呢？

A 在過去一年中，因照顧家中的生病老人，壓力很大，生活作息很差。那段時間很明顯的，心臟的修復速度遠慢於損傷速度，因此病情很快的惡化。即使經過調理，但生活作息仍未改善，損傷速度仍快過修復速度，因此病情惡化速度較快。唯有更好的生活作息，並且更密集的做有效的經絡調理，才有機會減緩病情的惡化。

B 雖然年齡較高，但生活作息良好，氣血處於不斷上升狀態。由於年齡較高，依賴自己的氣血能量，不足以創造出「修復速度快過損傷速度」的結果。但透過適當的調理方法，短期仍可提升身體的能量，達到希望的修復速度。因而調理後，狀況明顯大幅改善。只要持續這種調理，可以將病情控制在良好狀態，盡可能減緩惡化。

從檢查結果看來，在氣溫合適的春、夏、秋季（臺灣），這種自癒活動每天都會進行。冬天氣溫低於 20℃時，身體的大量氣血能量都在為重要器官的保暖，沒有多餘的能量可以啟動

心臟的自癒活動。這類有益於心臟修復的經絡調理，最好能每天進行，而且應該在年輕、氣血能量充足時進行愈有利，修復的力度愈佳。

　　心臟瓣膜異常者的養生要訣，其實並不複雜，最重要的是有良好的生活習慣，保持愉快而沒有壓力的心情，晚上確實在十點之前睡覺。飲食注意細嚼慢嚥，做好早餐吃好，午餐吃飽，晚餐吃少。選擇適當的養生運動，保持天天做的習慣，再加上定期的經絡調理。

　　經絡調理的目的主要在提升人體的能量，強化心臟自癒能力，使心臟的修復速度大於損傷速度。只要能達到這個目的，就是適合心臟瓣膜異常者的經絡調理方法。

消除高血壓的
生活型態

　　高血壓是中老年人很普遍的疾病。通常醫師對高血
壓的處方就是吃降壓藥,而且一輩子都得吃。多數稍具
健康知識的人,都知道降血壓藥的目的在防止血壓過高
造成的嚴重傷害,如中風,但並沒有治療高血壓,是一
種沒有真正解決問題的治療。在接下來的章節中,將進
一步說明如何從減藥到痊癒。

高血壓的定義

　　一位朋友在體檢後被診斷罹患高血壓。醫師告訴他，這個病不容易好，可能需要長期服藥。從小到大，從來沒有哪個病是不會好的，第一次有不能痊癒的疾病，他嚇壞了。許多被判定得了「不治之症」的人，或許都有相同的經驗。

　　有一位現年六十多歲的科技業朋友，他已經吃了二十多年的降血壓藥。他聽從我的建議，試著改變生活習慣，包括睡眠、白天的休息、飲食習慣等，加上少量的經絡調理以及做養生的運動，不到六個月，原本的高血壓就降到正常範圍，不需要再吃藥。

　　這個成功的例子，雖然有少量輔助性質的經絡調理，但都不是他遠離高血壓的主要因素，而是自己下定決心改變生活習慣，從此不再依賴血壓藥。這說明了，**病因全源自自己的生活習慣，「自己」才是不治之症的解方。**

　　醫學上對於高血壓的定義，主要是症狀的描述。以下是一般對於高血壓的定義：

　　以成年人來說，若收縮壓持續處於 140 毫米汞柱 (mmHg) 或以上，或舒張壓持續處於 90 毫米汞柱或以上，便是罹患高血壓。若收縮壓處於 120 ～ 139 毫米汞柱之間，或舒張壓處於 80 ～ 89 毫米汞柱之間，則屬於前期高血壓。

「治因不治果」是中醫治病最重要的原則，利用「辨證論治」的方法，找出疾病的原因，是治療最重要的一步。利用中醫理論養生，要先找到疾病的可能原因，才能訂定調養的方向。

一般來說，高血壓多數發生於中老年人。中老年人和年輕人不同的地方，主要在氣血能量。氣血下降是人體老化必然出現的現象。因此，好發於中老年人的慢性病，「氣血低落」必定是第一個可能的原因。

在中醫概念中，氣血能量和人體的血液總量成正比。氣血能量中有一個「氣」字，就讓它成了很玄的東西，轉換成血液總量，就是具體的物質。不過在現有的醫學檢測中，沒有任何一個指標能代表血液總量，也沒有任何和血液總量成正比的相關指標。因此，中醫師僅能從一個人的氣色來觀察氣血。

那麼，如果血液輸送不及時，自然就會造成氣血能量不足。接下來，我們就來談談，為何血液輸送會出問題。

血液輸送不易因素之一：血管材質變差

談到血壓，要從心臟的泵血談起。在王唯工博士《氣的樂章》書中提到，心臟只有三瓦特左右的功率，而人體血管的總長度，估計有十至十五萬公里。

用三瓦特的功率要把血液送到全身十萬公里的所有血管中，顯然是不可能的。因此王博士認為，血液的輸送不是依賴心臟的泵動，而是所有血管用共振的方式來運送血液。如果血液由血管共振輸送，則血管振動相關的彈性品質就很重要。血管細胞必須定期更換來維持共振的品質，保證血液的輸送。

當一個人的生活作息不良，造血機能不彰，血液總量會逐漸減少。這時血管細胞的更替時間可能會因缺乏材料而被延長，使得血管逐漸變得硬而脆，共振品質就愈來愈差，成為第一個血液輸送不利的因素。

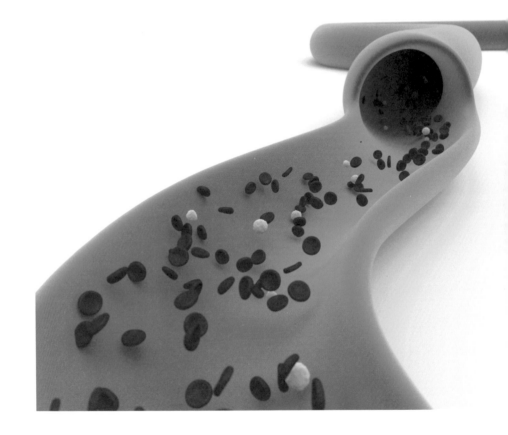

關於貧血

　　從字面上的意義看，貧血似乎是血液總量不夠。貧血指標的取得是從身體中抽取一定的血量，計算血液中各種成分的濃度。如果血紅素或紅血球的濃度偏低，就會被判定為貧血。也就是說，貧血實際上只是血液中的血紅素濃度偏低，不能認定就是血液總量太少。

　　血液中存在最大量的是血清，其主要成分是水。血紅素偏低的另一個可能是血液中的水分偏多。以中醫理論來看，當身體出現脾虛時，水分的排泄會變差，身體容易堆積排不出去的水分，特別是驗血時抽取的靜脈血液，是脾虛時最容易積水的部位。因此從中醫的概念來看，貧血只能說明這個人有脾虛的症狀，但不能說明血液總量的多寡。也就是說，貧血不能說明氣血能量的高低。

　　肥胖的人屬於容易脾虛的體質，比較容易被驗出貧血。而體瘦的人屬於肺虛體質，身體吸收水分的能力較差，血液中的水分經常都比較少，就不容易被驗出貧血。

血液輸送不易因素之二：血液品質變差

人體的血液是不斷循環使用的。在血液循環的過程，要不斷的送一部份血液到肝腎進行過濾，清除當中的垃圾，另外一部份則用在各個器官中流動使用。

當血液總量減少時，身體不能減少各個器官流動使用的血液，只能減少肝腎清洗的血液量，使得清洗的週期拉長。要是血液總量不斷減少，清洗週期愈拉愈長，血液中的垃圾就愈多，嘴唇的色澤愈黑，血液的黏稠度愈高。這是第二個血液輸送不利的因素。

這兩個血液輸送不利的因素，會提高血液輸送的難度。某些離心臟比較遠，或比較高部位的器官，可能因血液輸送不易而無法送達，例如：大腦的供血是最可能出現問題的器官。身體為了保證大腦的供血，只好提高血壓來輸送血液。

高血壓可能是身體因應我們創造的惡劣環境——血液無法順利送達重要器官——而調整的應變措施，並不是身體出現故障或操作錯誤造成的結果。雖然有兩個不利因素，但是都可歸因於血液總量太少，這是長期不良生活作息造成的結果。

從減藥到痊癒

　　從這些分析和說明，可以知道**高血壓真正的原因是長期生活作息不良，氣血能量持續下降，血液總量不斷減少的最終結果。**針對這個原因，改善的方向就是調整生活作息，提升造血的效能，讓血液總量持續增加，以養氣血的方式來改善高血壓。

　　一位朋友的父母和大多數的兄弟姐妹都有高血壓，他擔心自己同樣也會罹患高血壓。早睡、敲膽經和吃東西細嚼慢嚥，做好養氣血的工作是我給他的建議。曾經有幾次，他的血壓高出了正常範圍，但是只要好好睡幾天，血壓就能回到正常。現在他年近七十，血壓仍然在正常範圍。高血壓可能和家族遺傳有關，但是透過調整生活作息，仍有機會改善。這種改變除了自己努力外，再好的醫師也幫不上忙。

　　醫學上的收縮壓（高壓）理想值，建議控制在 120mmHg。如果用藥控制在這個水準，就算健康改善了，血壓可能不會改變。因此，建議減藥的第一步是減少藥量，將血壓控制在 140mmHg。這個數值是安全的高壓水準，但對身體內部的系統而言屬於異常的高壓。如果身體內部環境改善，就會立即調整壓力。

　　早睡一段時間之後，血液輸送的環境改善了，身體不再需要那麼高的血壓，此時雖然藥量仍然是以將血壓控制到

140mmHg 來服用，但是血壓可能下降到了 130mmHg。這個時候可以減少藥量，讓血壓再度回到 140mmHg。繼續保持良好的生活作息，過段時間，血壓又會下降到 130mmHg，就可以再減藥。只要重複這個動作直到不服藥時，仍然能將血壓控制在 140mmHg 以下的水準，再繼續調養，最終血壓就能回到安全的正常值，真正擺脫了高血壓。

不會胖的生活型態

　　肥胖和慢性病有許多共同性，例如，都是錯誤的生活型態造成的。從中醫概念來看，氣血低加上脾虛是肥胖最主要的原因。肥胖和大多數慢性病一樣，很難「痊癒」，許多人年輕時都沒這問題，過了中年就開始發福。從這些肥胖的特質，完全可以將肥胖當成一種慢性病。既然是一種慢性病，就和大多數目前缺乏痊癒技術的慢性病一樣，在醫學上的定義可能出了問題。因此研究肥胖，就要重新定義肥胖的原因。

正確定義肥胖

在領導主流醫學的美國，根據 2018 年美國疾病管制中心公布的資料，美國成年人肥胖的比例超過 40％。幾十年來，這個數字不斷上升，顯然醫學上並沒有真正掌握肥胖的原因，也沒有真正有效的減肥手段，因而肥胖人口不斷增加。

主流醫學認為，肥胖是因為攝取了過多的食物熱量，也就是能量過剩。顯然醫學上把那些身上過剩的肥肉，當成了身體儲存的能量。所以，我們看到的各種減肥方法，重點都放在減少食物的攝取和大量運動，希望藉由這兩種方式來消耗熱量。

中醫的概念則完全相反。中醫認為那些過多的肥肉是一種「痰濕」。痰濕其實就是垃圾，肥胖就是因為身體能量不夠，無法將體內的垃圾排出。

根據中西醫對肥胖的定義不同，發展出來的減肥方法自然完全不同。中醫的減肥節食，目的不在減少總體熱量攝取，而在如何有效率的提高食物的吸收率，減少食物殘渣的產生和堆積；運動的重點也不在消耗熱量，而在疏通身體的經絡。

中醫認為，經絡是身體垃圾排泄的通道。經絡淤堵了，垃圾排不出去，當然會在身體內部堆積而造成肥胖。

　　如果認為肥胖是能量過剩的結果，會選擇減少熱量的攝取；如果認為肥胖是能量不足，則必須追求最高的食物吸收率。兩者是完全不同的概念和方法。

　　食物攝取時，被吸收和無法吸收的食物殘渣，對身體的影響完全不同。被吸收的食物會轉成身體的血液或其他能量形式的物質，這些物質不會變成痰濕，也就是不會變成贅肉。

　　沒有被吸收的食物，會堆積在大腸，如果食物的吸收率太低，身體吸收到的能量不夠，一方面會創造更大的食量，另一方面堆在大腸裡的垃圾也會更多。

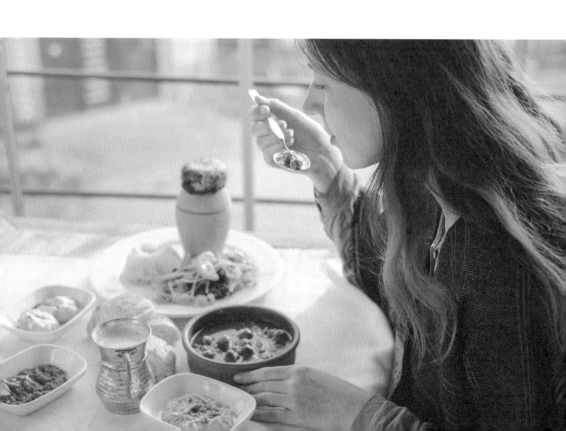

大腸裡過多的食物殘渣容易滋生細菌，身體為了處理這些細菌，容易形成脾虛體質。脾虛會使得身體的水分運輸能力下降，在全身堆積痰濕，形成了肥胖。也就是說，**沒有被吸收的食物殘渣，才是肥胖真正的原因。**

因此，單純計算熱量的飲食控制減肥方法，實際上並不科學。追求減少食物殘渣的飲食方法，可能更有機會減少身上的痰濕，讓人不發胖。

要細嚼慢嚥，別狼吞虎嚥

中醫認為，食量的大小和飲食的方式有關。如果吃東西時能細嚼慢嚥，食物的顆粒會比較小，咀嚼的同時會刺激頭部和臉部兩側的膽經，刺激較多的膽汁分泌，幫助分解食物以利於吸收。當身體可以高效率的吸收到足夠的營養，飯量會自然減少。

相對的，狼吞虎嚥時，由於食物顆粒太大，大量的食物到達小腸時，沒有足夠膽汁幫助分解，無法穿過小腸的絨毛組織被身體所吸收，大量的食物殘渣就會直接流入大腸。身體沒有吸收到足夠的營養，只好創造更多的饑餓感，飯量就逐漸增加。當大腸裡的殘渣愈多，細菌也跟著愈多，於是小腹開始鼓起來。這也是為什麼大多數的肥胖，都是從小腹變大開始。

減肥最需要改變的生活型態，就是丟掉狼吞虎嚥的壞習慣，建立細嚼慢嚥的好習慣。咀嚼的時間延長一倍，食物吸收率可能提升一倍，就可以試著減去 50％的食量。

調整三餐的定時定量

　　「三餐定時定量」是我們從小被教育的健康飲食概念。但是環顧自然界和人類近似的哺乳類動物，從來沒有任何動物是「三餐定時定量」吃東西的，人類早期也不是這麼吃的。要是依照進化論，不耐饑餓的動物可能早就絕種了，因此耐餓應該是所有哺乳類共同的本能。

　　本來是「餓了才吃」，變成「時間到了就吃」，加上食物供給充足和三餐定時定量的習慣，讓人們大多數時間都是飽的。許多人潛意識裡仍然存在著祖先「吃不飽的恐懼」的陰影，每一餐力求吃飽飽，反而成了過量飲食。於是沒有機會清理腸胃，身體逐漸存了大量的垃圾。饑餓雖然讓人不舒服，但卻是身體清垃圾的時機。

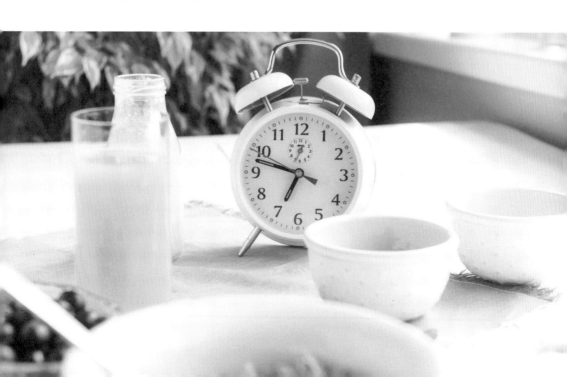

「三餐定時定量」是群居生活中最方便的一種供餐形式。如果在維持三餐定時供應的條件下，要做到「餓了才吃」，那麼食量的控制就變得很重要。在用餐之前如果肚子不餓，說明前一餐的食量太多了，例如：明明是早餐時間，但肚子不餓，說明前一天的晚餐吃得太多了，今天晚餐就應該減少食量。

　　試著花幾天的時間，找出適合自己的三餐合理食量。這麼做不但能夠維持三餐定時的飲食方式，方便供餐，同時也可以做到「餓了才吃」的原則，讓身體每天清晨有一兩個小時的時間做「饑餓清腸」。

疏通經絡的運動和按摩

中醫認為，肥胖的贅肉是因為體內痰濕、過多垃圾堆出來的。經絡是這些垃圾最重要的排泄出口，要是排泄通道不通暢，就會形成肥胖。因此，運動和按摩是針對肥胖原因來改善的對策。

水是經絡的流通最重要的元素，三焦經是經絡中的水道，要是三焦經不通，主要排泄通道的膀胱經就可能因缺水而堵塞，體內的垃圾就排不出去。

經絡是血管到細胞之間的體液通道

血管是身體運送養分和垃圾的主要通道。乾淨的血液在動脈中流動，動脈有主血管、分支的微血管、更細的毛細血管。養分會從毛細血管滲透出去，之後就再也看不到任何有關體液的管線。體液的流動有點像大洋中的洋流，沒有管線，仍然有流通的路徑。

中醫的經絡理論認為，出了血管的體液，是順著經絡在體內流動。人體大多數的毛細血管是沒有規則的，但是在經絡穴位附近的大量毛細血管，則是以平行經絡的方向存在著。當養

分從這些平行於經絡的毛細血管滲出時，由於不同穴位之間存在著壓力差，就形成了依循經絡流動的體液流。

養分循著經絡在全身流動，流過了泡在體液中的細胞，就會被細胞所吸收。同時，細胞產生的垃圾也排入這些體液之中，循著經絡繼續流動。其中的一部份會從淋巴回流到靜脈，有一部份則會循著經絡的方向，最後流入膀胱經，再從膀胱經的膀胱腧穴附近，滲入膀胱、排出體外。

如果膀胱經的體液通道受阻，本來應該從經絡運送的垃圾無法順利排出，就會堆積在身體各處，最終形成肥胖的贅肉。

運動健身的時機與目的

當健康檢查出現了問題，醫師給的建議常常包括了「多運動」。逐漸的，運動成了維持身體健康很重要的一環。許多人因為健康檢查結果不佳，就開始運動。但運動員的體能之所以很好，通常是因為他們都有很規律的生活作息，特別是在集中訓練期間，多半在夜間九點前就入睡了。

西方運動目標在贏得競賽，訓練的重點在加強力量、速度、耐力和暴發力。因此除了強化體質之外，還要強化肌肉。以中醫概念出發的運動，重點在疏通經絡，與西方以鍛鍊肌肉為主的運動目的不同。

以疏通經絡為目的的運動，著重呼吸以及每個動作對於經絡的影響，目標在於提升臟腑的健康，例如八段錦、五禽戲、

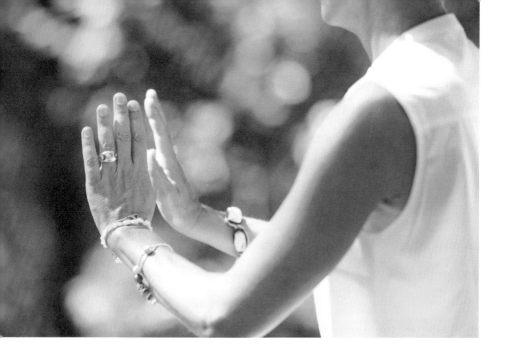

太極拳等。西式運動追求以最大消耗熱量為目的，鍛鍊出最佳
的肌肉效果。中式運動的原則，是用最小的能量消耗達到最大
的疏通經絡效果，最終目標是促進臟腑的健康，達到延年益
壽，強身去病。

　　西方由於沒有經絡和臟腑的概念，認為運動效能等同於健
康，因此運動的目的在於提升運動的效能，包括速度和力量的
提高。至於身體內部臟腑在運動過程中是否得到提升，或相反
的受到了傷害，當然不在考慮之中。

　　我經常利用晚上時間在國父紀念館周圍散步，八點之後還
能看到許多人繞著國父紀念館跑步。我心想，這些人都很想要
有健康的身體，卻做著傷害身體的事。事實上，晚上不宜做體
力負荷較大的運動，主要是經過了一天的勞累，身體的能量已
經耗盡，長程跑步體力消耗大，會造成心跳加速的亢奮作用，
透支能量。因此，跑完步之後的數小時都不容易入睡。沒有良

好的睡眠，跑步消耗的能量就無從補回。這樣的運動對身體不但沒有好處，反而讓身體氣血快速的下降。本來期望透過運動健身，得到的卻是反效果。

運動和商業上的銷售行為很像。銷售行為可以分為兩個步驟，一是銷售商品，把商品交到客戶手中；二是收回貨款，兩者缺一不可。運動時消耗大量能量，就像把商品交到客戶手上，實際上是消耗了資源。運動後好好吃一頓，再早早的睡一覺，才能補回消耗的能量，甚至還有剩餘。

運動後的吃和睡都很重要，就像收回貨款一樣。如果只有運動，沒有好的睡眠，就像只顧著銷售的公司，不停出貨卻從來不收款，不斷消耗資源，遲早面臨倒閉。

良好的睡眠，可以分為早睡和睡眠品質兩方面來說。人體最佳的造血時段是上半夜，因此運動後必須要早睡（十點以前）。長期早睡，身體不容易出現透支的肝火，就不容易出現多夢和淺眠的情形，也能有比較好的睡眠品質。

有個朋友喜歡夜間打籃球，我曾提醒他，這樣健康容易出問題。後來，他得了心肌梗塞那年才 47 歲。他告訴我，當初我提醒他時，他以為我是嫉妒他會打籃球。直到生了病，他才想起我的警告，卻為時已晚。

橫膈膜運動

「橫膈膜運動」是我們最近發展出來的一種運動，可以澈底改善許多人肩頸僵硬的毛病，簡單易做卻效果驚人。

三焦在中醫書籍中的論述不多，主要談的就是身體的胸腹腔。在八段錦中有一個三焦的鍛鍊方法——雙手托天理三焦，這個動作似乎就在拉伸胸腹腔。

我在《人體使用手冊 2：人體復原工程》中曾經提過一個香港的推拿師曾冬沛先生教我的橫膈膜按摩法。這是我最早知道用按摩的方法來放鬆肩頸三焦經部位，也第一次知道三焦經應該是對應著橫膈膜。

三焦經在十二經絡中的位置

人體有十二條對應器官的經絡，其中十個器官對應著十條經絡，而在這當中，內部有複雜結構的器官是為「臟」，心、肝、脾、肺、腎為「五臟」；有五個空心的容器，小腸、膽囊、胃、大腸和膀胱，是為「五腑」。「三焦」是上焦、中焦、下焦的合稱，實際上就是胸腹腔，也是個空心的容器，併入腑，就成了「六腑」。另外一條心包經對應著心包膜。

這樣的結構五臟加六腑再加一膜，似乎不是很對稱，總覺得有什麼問題。在我們對橫膈膜的深入了解之後，發現三焦經對應的應該不是胸腹腔這個空心容器，而是胸腹腔中的橫膈膜。這樣五臟加五腑再加兩張膜，系統比較對稱而且合理。

在使用經絡儀判讀臟腑的自癒活動之後，發現上半身的六條經絡，實際上分為兩組，心包經、心經和小腸經為一組。其中，心臟和小腸是互為表裡的臟腑，心包經對應的心包膜，在心臟的外側，在心臟和心包膜之間充滿了心包積液。這樣的結構，在防止心臟泵動時，和周圍組織的磨擦。心包經可能出現的問題，是當身體處於脾虛狀態時，會出現心包積液過多的症狀。這時候，過多的積液會抑制心臟的泵動，造成心臟無力或心律不整的現象。按摩心包經則能迅速排除過多的心包積液，改善心臟的運行。

在經絡檢測中，發現心包、心和小腸經，三條均為實症時，是心臟和小腸自癒的現象。多數心臟瓣膜存在病變的患者，幾乎大多數時候檢測，都呈現出心臟和小腸正在自癒之中（可參考頁 43，圖 5）。

上半身除去心臟相關的三條經絡，剩下的是肺經、三焦經和大腸經。正常情況下，當肺經和大腸經呈現虛值時，三焦經也會呈現虛值，這是肺正在進行自癒，身體排除寒氣的經絡檢測狀態。但偶而有人的肺經和大腸經呈現為虛值時，三焦經卻是實症。長期觀察這種檢測結果的人，幾乎不會感冒，而且容易出現皮膚病，如乾癬或濕疹，而且多半大椎穴部位容易出現富貴包。也就是說，排寒氣必須肺經、三焦經和大腸經均為虛

值，才能順利排寒（可參考頁 40，圖 3）。

　　有個實例是，朋友依著我的建議，開始做深呼吸運動。因疫情關係，我有六個月沒見到她，再見到她時，我嚇了一跳。她整個人瘦了一大圈，頸後大大的富貴包不見了，本來不能轉動的脖子也變得靈活了，全身性的乾癬好了很多。78 歲的她很高興的在我面前轉動脖子，拉開袖子向我展示她康復的皮膚。

　　接下來就逐步說明，做「橫膈膜運動」的注意事項。

運動要點

◉ 先檢查自己的呼吸方法是否正確

　　觀察了幾個富貴包比較大的朋友後，發現他們都有一個共同的問題：呼吸時，肺部擴張幅度都很小，這也許是橫膈膜僵硬很重要的原因之一。可能他們從小的呼吸就有問題，長年累月下來，橫膈膜就變得僵硬。因此，在做這個運動之前，先確認自己的呼吸方法是否正確。在呼吸時，讓肺盡可能的擴張。

◉ 先採坐姿練習深呼吸

　　開始前，兩手上臂朝下，手肘彎曲朝上握空心拳。吸氣時，肩膀略微向後，兩臂向兩側張開，吸到肺部飽滿為止。同時檢視胸部，肺和肋骨是否擴張到最大。

　　吐氣時，兩臂朝內交叉在胸前，確保把肺裡的空氣全都吐出。臥床和坐輪椅的人由於運動少，最容易出現橫膈膜僵硬，

因此很適合長期做這個運動，因為平躺在床上也能做。行動不便的病人，最好在家人的協助下進行。

◉ 正式進行橫膈膜運動

① 起式，兩腳張開與肩同寬，全身放鬆。

② 吸氣，兩手向上伸展，讓胸部盡可能擴張。從鼻子吸氣，吸到肺部飽滿為止。此時肺部擴充到最大，橫膈膜向下呈平面狀，面積最小。

③ 吐氣，兩手慢慢放下，上半身緩緩向下彎腰。彎腰時，脊椎一節一節往下彎。從口吐氣，吐到肺部全空。此時肺部收縮到最小，橫膈膜向上呈彎曲面，面積最大。

④ 重複吸氣和吐氣共二十次。透過每一次的吸氣和呼氣，充分拉伸橫膈膜，使其逐漸恢復柔軟。

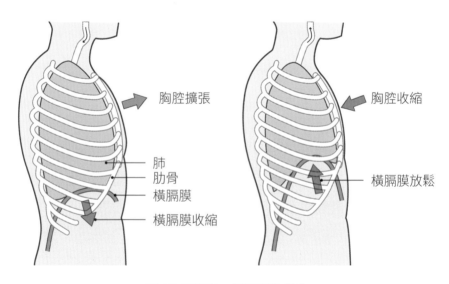

胸腔擴張

胸腔收縮

肺
肋骨
橫膈膜

橫膈膜收縮

橫膈膜放鬆

◆ **圖 27** 呼吸時，橫膈膜的變化。

反其道而行的三焦經

在中醫理論中，總是利用經絡的調理來解決臟腑的問題，例如：按摩心包經可以排除過多的心包積液；按摩肝經可以泄除肝火；按摩心經可以泄除心火等。

檢視肺和橫膈膜的結構，橫膈膜正好在肺的下方。正常情形之下，橫膈膜是柔軟而具良好彈性，但不常深呼吸的人，橫膈膜容易呈現僵硬。僵硬的橫膈膜直接制約了肺臟的活動，肺活量會愈來愈小。其情形類似於心包積液制約了心臟。

從肺臟的實際運行，以及肺經的自癒經絡檢測狀態，都說明心包經和心臟的相互關係，類似於三焦經和肺臟的相互關係。在傳統經絡儀的五行分類中，將心包經和三焦經均定義為「相火」（心屬火），意思是兩者均為心經的輔助器官。這樣的定義，有必要調整為心包經屬「相火」，三焦經屬「相金」（肺屬金），應該更為合理。

十二經絡呈現的是五臟和五腑，包含的是五對臟腑，加上兩個輔助器官，清楚的定義了心包經和三焦經的功效，以及在五行的屬性。這樣的結構和實際的經絡治療，可以直接相對應。當按摩心包經，減少了心包積液，可以快速改善心臟的運行。透過橫膈膜運動軟化了橫膈膜，快速的疏通三焦經，可以直接改善肺臟的運行。

心包經的病變主要是積液過多，可以透過按摩經絡排除過多的積液，也就是從經絡解決臟腑的問題。三焦經對應的是

橫膈膜，橫膈膜可能因缺乏運動而僵硬，這是主要的問題。但是，按摩三焦經無法改善橫膈膜僵硬的問題，反而透過橫膈膜運動，才能改善三焦經的堵塞，才能改善三焦經的堵塞，也就是透過臟腑的改善，來改善經絡的狀態。三焦經的「臟腑和經絡關係」，正好和心包經及其他經絡呈現相反的結構。這是三焦經最特別的特質。

按摩三焦經

做完橫膈膜運動，橫膈膜軟化之後，三焦經也會跟著軟化，這時候來按摩三焦經才會有最好的效果。如果沒有先做橫膈膜運動，肩頸僵硬，一方面肩頸太硬不容易按摩，另一方面僵硬的肩頸垃圾無法流動，按摩也不容易達到效果。

三焦經的按摩從督脈的大椎穴開始（圖 28），延著圖中箭頭的方向，三焦經從背部推到手臂。按摩時握拳，用手指關節部位推動，可以塗一些按摩油起到潤滑作用。

做了橫膈膜運動之後，再趁勢進行三焦經按摩，很快就能將堆積在肩頸的垃圾排出。按摩後的第二天，你可能會發現原來僵硬的肩頸變軟了。正在驚喜於按摩的顯著效果時，你會期待在第三天，肩頸部位應該會變得更軟，但其實不然。第三天的狀態可能跟沒有按摩時的僵硬程度差不多。接著，在持續每天的按摩中，會發現肩頸部位，不斷在僵硬和軟化之間變化。

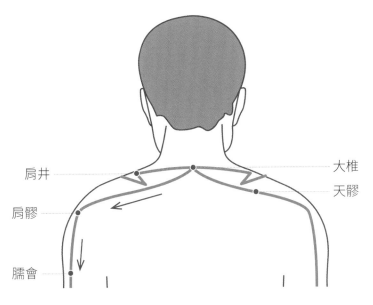

肩井

大椎

天髎

肩髎

臑會

◆ 圖 28 橫亙在背部上方的三焦經。

　　會有這樣的現象，主要是因為肩頸堆積的垃圾因時間長久而成了固體，身體必須透過充水軟化後，才有機會將垃圾溶於體液中，再排出體外。充水時，肩頸會僵硬；垃圾隨體液排出後，肩頸就變軟。然後再充水、再僵硬、再排垃圾、再變軟……經過反覆的循環過程，才能一點一點的將堆積多年的垃圾排出體外，最終解決問題。

　　剛開始持續做橫膈膜運動幾天後，肩頸會出現痠痛。有些人則在做運動的過程中，就出現肩背的疼痛；有些人則在按摩三焦經的初期，三焦經部位出現明顯的疼痛，這些都是正常的現象。一段時間之後，疼痛就會逐漸緩解，直到不再出現，這正是中醫所說的「**不通則痛，通則不痛**」。

病入膏肓

　　根據前述所提到的研究來看，八段錦中的「雙手托天理三焦」，應改變為「深度呼吸解膏肓」。心臟的下方和橫膈膜的上方，是古代稱為「膏肓」的部位（圖29）。在醫書裡的描述是「病入膏肓，藥石無效」，這句話被引為不治之症的成語，意思是病情深重，完全沒救了。其實這樣的理解是錯的，這句話的本意並不是如此。

　　「病入膏肓」實際上就是「橫膈膜僵硬」。「藥石無效」說的是「這個病用藥或砭石按摩都不會有效果」，但就只是字面的直接意思，並不是「病重到沒救了」。用這兩個方法確實都無法改善橫膈膜僵硬，但是做深呼吸，直接拉動肺下方的橫膈膜，逐漸軟化橫膈膜，就能解決問題。

　　古代沒有太多工具幫忙，很多都是依靠體力的工作，因此人們很少會有橫膈膜僵硬的問題。只有久病臥床的病人，才會因久未活動，缺乏深呼吸的機會，造成橫膈膜僵硬。這種現象砭石無效，加上本來的重病，就成了壓垮駱駝的最後一根稻草。「病入膏肓」，也就成了用來形容「病重沒救」的成語。

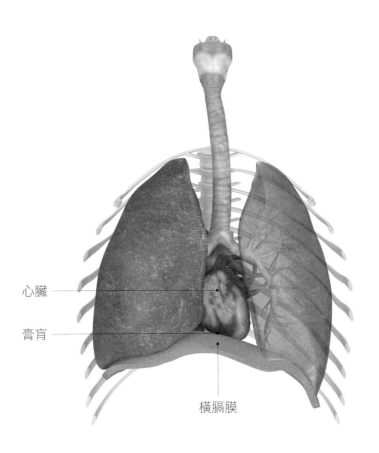

心臟

膏肓

橫膈膜

◆ 圖 29 膏肓部位。

橫膈膜僵硬的影響

　　現代人缺乏活動的生活型態，幾乎沒有機會好好深呼吸，因而橫膈膜僵硬的情況非常普遍。多數人都將橫膈膜僵硬造成的肩頸僵硬，歸因於久坐不動或坐姿不良。依當今「頭痛醫頭，腳痛醫腳」的醫療常識，除了按摩肩頸部位，幾乎沒有別的方法。但按摩能緩解的時效很短，就算長期做定期按摩，也無法真正改善。幾種因橫膈膜僵硬造成的症狀如下：

一、肩頸僵硬和扳機指

　　受橫膈膜僵硬的影響，三焦經的垃圾堆積，形成肩頸僵硬。有些人的三焦經垃圾堆積在接近手指部位時，會有扳機指。但也有些人在做了深呼吸、改善了橫膈膜之後，三焦經的垃圾開始流動，這時才出現扳機指。不論是哪一種情形，只要持續橫膈膜運動，加上三焦經的按摩，最多只須花兩三個月時間，症狀就會自動消失。

二、制約肺的活動

　　橫膈膜僵硬會使得其上方肺的活動受到制約，呼吸變得

比較吃力，不論走路、上樓梯都容易喘。同時，因為肺活量下降，肺的排寒氣能力也隨之降低。

三、水道不通導致全身經絡受堵

三焦經的部位在肩背上方形成了一個封閉的帶狀（圖28）。橫膈膜僵硬使得這條帶狀區塊堆積大量垃圾，水分不易進入膀胱經，無法發揮運輸功能，各條經絡的腧穴跟著堵塞。膀胱經上各條經絡的腧穴（圖30），是該經絡垃圾進入膀胱經的出入口。腧穴堵塞了，整條經絡跟著堵塞。最終，橫膈膜僵硬造成所有腧穴都堵塞，全身的經絡也跟著堵塞（圖31）。

相關症狀

從上述的說明不難得知，橫膈膜幾乎影響了全身所有的經絡。可以說，大多數的慢性病可能都和它有關。例如：

一、上半身肥胖、脂肪瘤、富貴包、背部肥厚、大臂肥大、腋下肥厚。

二、肩頸痠痛、僵硬、轉動不順暢、扳機指、五十肩、兩臂無法順利伸展和高舉、痰濕堆積嚴重。

三、各種皮膚病，如乾癬（又名牛皮癬、銀屑病）、頭皮屑多、掉髮、耳屎過多。

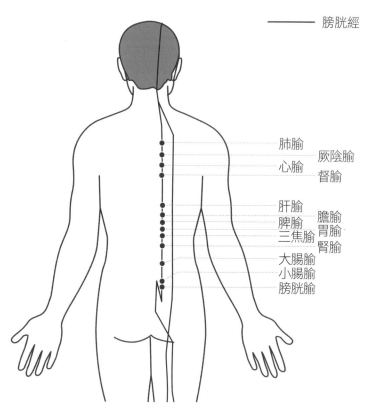

膀胱經

肺腧
心腧
厥陰腧
督腧

肝腧
脾腧
三焦腧
膽腧
胃腧
腎腧

大腸腧
小腸腧
膀胱腧

◆ 圖 30 背部的膀胱經，有對應各經絡的腧穴。

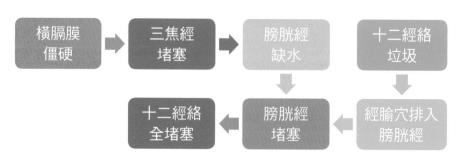

◆ 圖 31 橫膈膜僵硬，會造成全身經絡堵塞。

四、青光眼、高血壓、肌無力及各種頭痛。

五、肺活量太小、易喘、各種肺相關疾病。

六、各種慢性病。

　　橫膈膜僵硬使膀胱經堵塞，造成背部變厚，上半身也跟著變胖。中醫認為肥胖的贅肉是「痰濕」，其實就是垃圾堆出來的。因此，能夠改善橫膈膜僵硬的深呼吸運動，是排除痰濕最有效的方法，自然也是減肥最重要的運動。

　　通常有經驗的經絡按摩師，按摩的第一步會從膀胱經按摩開始。主要是膀胱經是所有經絡的大排水溝，先疏通了大排水溝，其他經絡的出口隨之通暢，按摩的效果就會更好。

　　在瞭解三焦經是水道之後，應該把三焦經的按摩放在膀胱經前面。按摩的順序就必須改為：先讓客人做橫膈膜運動（二十次的深呼吸），把橫膈膜鬆開之後，再按摩三焦經，將水道打開，讓膀胱經有充足的水分後再按摩膀胱經，之後再按摩其他的十條經絡。依著這個順序的經絡按摩，最合理、效果最好。

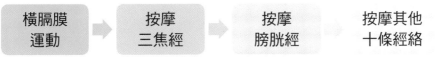

◆ 圖 32 合理的按摩順序。

排寒受阻

當三焦經因橫膈膜的僵化而阻塞，進而造成肺相關的穴位「大椎穴」的垃圾堆積，導致肺功能受阻，其主要特徵是寒氣不容易排出。

我有一位親人，平時極少打噴嚏，一直認為自己身體很好，寒氣少。可是，她皮膚上的斑點很多，顯然是肺很虛，身上積了不少寒氣。在做了一段時間的橫膈膜運動之後，她開始常打噴嚏。原來她不是寒氣少，而是三焦經堵塞，寒氣排不出來。

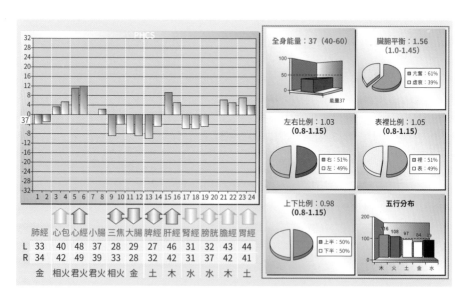

◆ 圖 33 典型的肺自癒經絡圖。

　　前文曾提到，在排寒氣時，不只是肺和大腸這一對臟腑是虛值，三焦經也一定會是虛值，如圖 33 所示。在研究了三焦經之後，知道橫膈膜僵硬會直接造成三焦經堵塞，導致寒氣的排泄無法正常進行。身體無法排寒時，三焦經就會呈現實症。有些人明明身上有很重的寒氣，卻很少感冒，年紀稍大就出現許多老人斑，就是三焦經堵塞的結果。

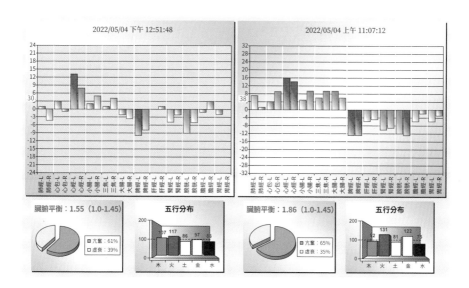

◆ 圖 34 右側為氣束能調理前，左側為調理後。調理後，身體開始排寒，但因三焦經阻塞而無法排寒氣。

　　圖 34 是有橫膈膜僵硬的問題的病人，在氣束能調理前後的經絡檢測圖。調理前，身體主要在進行肺和大腸以及心和小腸的自癒活動。氣束能調理一小時期間，身體兩項自癒活動均有

大幅改善，接近完成。

　　身體完成了本來的自癒活動，很快會啟動下一個臟腑的自癒。從左側調理後的經絡檢測結果，可以發現肺和大腸均為虛值，但排寒氣所需要的三焦經卻非虛值，因此身體無法順利排除寒氣。這是因為橫膈膜僵硬，使得肺的機能下降，導致沒有足夠的能力排除寒氣。

　　由於肺機能下降，導致寒氣不易排出，人因而很少感冒。相對的，在年紀大了之後，就比較容易出現皮膚斑點或皮膚疾病。在做橫膈膜運動幾個月之後，就開始出現排寒氣的症狀，如打噴嚏。

　　這種從經絡檢測圖中直接顯現三焦經的狀況，只會出現在橫膈膜僵硬症狀很嚴重，已有富貴包的患者。症狀比較輕的人，雖然排寒氣也很不順利，但在經絡檢測中，不會顯現出三焦經的異常。也就是經絡檢測中，即使在排寒，三焦經卻無法顯現虛值的人，橫膈膜必定僵硬。但橫膈膜僵硬的患者，則不一定會在經絡檢測中顯現出三焦經的異常。

　　橫膈膜運動可以說是個 CP 值極高的運動。雖然這個運動沒消耗多少熱量，可是它對減肥的作用，可能高過極度消耗熱量的有氧運動。再次證實，**肥胖是排不出去的垃圾堆出來的，而不是過剩的熱量積起來的。**

消除過敏性鼻炎的
生活型態

過敏性鼻炎是我最熟悉的疾病，從 17 ～ 48 歲，一直受到過敏性鼻炎之苦，甚至在 18 歲時還做了右側鼻竇炎的手術。直到自己學了中醫養生之後，花了整整三年的時間，終於從過敏性鼻炎中痊癒。

過敏性鼻炎的定義

　　疾病的原因，可以是經醫學證實的，也可以是推理的假設。如果未經醫學證實，只要用這個假設治癒了這個病，這個假設就不再是假設，而是真正的病因。由於我自己用了假設性的定義，然後用這個假設發展出來的方法，讓自己的過敏性鼻炎痊癒。因此，我深信這個假設是正確的。

　　西醫對過敏性鼻炎的定義，只是陳述了這個病的症狀。從疾病的名稱，認為它是鼻炎，也就是鼻子的病。其實，過敏性鼻炎只是症狀出現在鼻子，但疾病的原因可能和鼻子沒有關係。嚴格說來，這不算是疾病定義。也可以說，主流醫學目前還沒有過敏性鼻炎的定義。

　　在我克服過敏性鼻炎時，則重新定義這個病。我認為打噴嚏、流鼻水是身體排除胃寒時的症狀。**症狀的出現，不是身體出現故障或生病，而是身體的自癒機制正在排除體內寒氣的「好轉反應」**。

　　當認定症狀是身體故障或生病，治療的方向自然是盡快終止症狀。如果認定是自癒過程的好轉反應，治療的方向就不在終止症狀，而是盡可能完成自癒，把寒氣排淨。要理解的是，**在加快寒氣排除的過程中，可能會使打噴嚏、流鼻水的症狀更嚴重**。

　　大多數慢性病好發於中老年人，但是有一部份慢性病，則好發於年輕人，如過敏性鼻炎。好發於中老年人的慢性病多半歸因於氣血低。相對的，好發於年輕人的慢性疾病，氣血高必定是他的原因之一。氣血高、自癒能力強，排寒氣的能力也比較強，因而年輕人容易出現打噴嚏、流鼻水等過敏性鼻炎的症狀。

　　如果說，過敏性鼻炎是身體比較健康的人容易得的「慢性病」。這句話聽起來有點矛盾，但這其實是定義錯誤，因為這是把打噴嚏、流鼻水這些排寒氣的自癒「症狀」，定義成「疾病」了。

　　這個現象也說明了，幼兒比老年人容易感冒的事實。幼兒氣血高，身體一旦發現寒氣侵入，立即啟動排寒氣。此時，排寒氣的症狀，就是感冒（打噴嚏、流鼻水）。

　　對慢性病的定義不同，治療方向不同，結果自然完全不同。認定症狀就是疾病，是早期西方「對抗療法」的概念；認定症狀是自癒活動的好轉反應，則是早期西方「順勢療法」的概念。這是二元對立思考模式下的結果。其實，兩者都可能存在。有時候症狀就是疾病，例如細菌性的感染；有時候，症狀則是好轉反應。

　　晨起就不停的打噴嚏，可能是夜間受寒，所以清晨排寒氣。也可能只是當下穿得不夠保暖的即時反應。如果加件衣服，過十分鐘可能噴嚏就停止了，那麼剛才的噴嚏，就是穿不

保暖的結果。而這些都是身體不錯、氣血較高的人，在寒氣入侵後，身體可以立即反應，打噴嚏將寒氣排出。

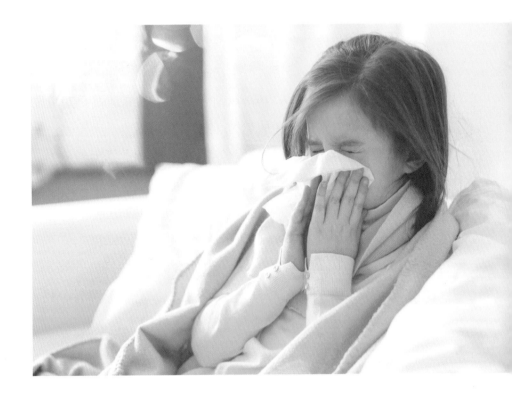

衍生的症狀

　　寒氣初期會停留在侵入身體的部位，隨著時間逐漸往內部移動，最終進入肺部。雖然排除寒氣都是肺的自癒過程，但是身體排除不同部位的寒氣，會產生不同的症狀。例如，存在胃經或胃部的寒氣，稱為胃寒。排除胃寒時，主要症狀是打噴

嚏、流鼻水，也就是過敏性鼻炎；存在背部膀胱經的寒氣，排除時的主要症狀是喉嚨痛和頭痛。

皮膚傷口自癒後，最終會排出結痂產生的垃圾。由於皮膚在人體表面，這些廢棄的人體組織殘屑掉落地面就結束了。但是人體的內部組織在自癒結束後，廢棄的組織殘屑就沒有那麼容易排除了。這些在人體內部深處的垃圾，如果是固態的，則無法在體內流動。自癒機制必須先將這些垃圾溶解於體液中，再隨體液經由經絡系統或血液系統，最終從小便中排出。

我有三十年過敏性鼻炎的病史，每次在排胃寒的打噴嚏、流鼻水過後兩三天，鼠蹊部和腳趾縫中會排出體液。由於這些體液是胃自癒後排出的垃圾，其中包含廢棄組織的豐富蛋白質，對於細菌來說極為營養，細菌會快速繁殖，因而使鼠蹊部形成濕疹，腳趾縫則形成腳氣（或稱香港腳）。

在皮膚問題出現之後幾天，小便中出現的蛋白尿，則是排胃寒垃圾的最終型態。這些蛋白尿出現時，如果正好到醫院做體檢，很容易被判定是腎的某種疾病。其實只要過幾天，等垃圾排完了，蛋白尿會自然消失。

蛋白尿對於男士沒有任何後遺症，但是對於婦女來說就是大麻煩。蛋白尿如果殘留於女性的尿道口，容易讓細菌大量繁殖，造成四種婦科疾病的症狀，分別是尿道炎、陰道炎、膀胱炎、子宮頸糜爛等。明白這些症狀的原因後，只要在小便中出現蛋白尿時，注意便後清潔，就可以防止上述症狀發生。

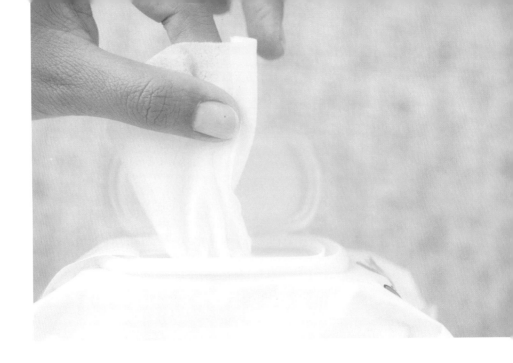

　　由於排胃寒的症狀會間竭性出現，如果沒處理好，婦科病也會間竭性出現。蛋白尿通常幾天後就會消失，而上述的婦科病多數在蛋白尿消失之後出現，因此疾病的原因不容易被認定。

　　打噴嚏、流鼻水、鼠蹊部和腳趾縫的濕疹、尿道炎、陰道炎、膀胱炎、子宮頸糜爛等，都是排胃寒的症狀。如果沒有自癒概念，很難把這些個別的症狀連結在一起，反而會將這些症狀視為難治的慢性病。

提升排寒能力

　　過敏性鼻炎的根源來自於胃寒。胃寒有兩種疾病的來源，一種是常吃冰冷食品或飲料。我在年輕時，喜歡大口喝冰啤酒，是我的過敏性鼻炎主要病因之一。另一種是長期穿衣不保暖或常淋雨。

　　冰冷的飲料或食品下肚後會直接接觸胃壁，造成胃壁的傷害。這種情形的特徵是喝熱湯時容易鼻塞，因為熱湯會直接逼出藏於胃裡的寒氣。

　　常有朋友問我，有什麼食物或藥物可以排寒氣。由於有過敏性鼻炎症狀，說明氣血不算太低，**同樣只要做好養氣血的三項要求：早睡、敲膽經、細嚼慢嚥，氣血就會逐漸上升，排寒氣的能力也會隨之提升。**

　　另外，提升肺的能力對於排寒氣有很大幫助。在第五章已介紹過三焦經按摩的方法，可以透過軟化橫膈膜來提升肺的能力，一旦加快了排寒速度，離鼻炎痊癒的目標也就不遠了。

自癒──
養生最重要的概念

研究人體「自癒」二十多年，自己和家人的健康都是以自癒的概念進行調理和保養，也開發了檢測自癒和提升自癒效能的輔助工具。雖然愈來愈多人知道「自癒」，但是僅限於簡單和模糊的概念。在這一章當中，將進一步說明：什麼是真正的「自癒」。

是「症」，還是「病」？

　　雖然從經絡檢測中可以發現，身體正在進行的臟腑自癒，例如排寒氣。但大多數人第一次聽到「排寒氣」，並不知道是什麼意思。

　　這個不像疾病的名詞，很難想到是身體內部正在進行的自癒活動。因為沒有明顯的感受，也和當下的健康狀況沒有明顯關係，可能只覺得身體很躁熱，火氣很大，睡不著覺。

　　排寒氣時，身體處於肺熱的狀態，會感覺躁熱而不容易入睡。寒氣在天冷時因為穿著不夠保暖而侵入了身體。只要天氣暖和了，身體就有能力把以前進來的寒氣排出去。這是好事，不是病。

　　感覺躁熱和睡不著，是中醫所說的「症」，不是「病」。天冷時穿衣不夠保暖的行為是「病因」，「病」則是這些行為造成的「寒氣」。

　　中醫「治病不治症」，因此治療的目標是寒氣；「治因不治果」，人的行為是「因」，想要真的痊癒就必須從行為做出改變。調理方向是加快身體完成排寒氣的自癒活動。想加快身體排寒氣，就會使肺更熱，人會更不舒服，但是卻能更快把寒氣排出去。

現代人事事求快、求效率，治病時也要速效，最好能立即有感，因此對於以自癒為主的調理方法，一是難以理解，二是不容易接受其緩慢的進展。

我自己被過敏性鼻炎困擾了三十年，用過各種以為會快速解決的方法，結果一再的失敗。最後，我花了三年的時間調理，忍受肺熱帶來的躁熱，和沒完沒了的噴嚏和鼻水，直到排淨了寒氣，鼻炎才真正痊癒。從理解寒氣形成的原因，明白都是自己錯誤的行為造成的。直到改變了行為，才斷了因。

在研究人體自癒之前，雖然知道人體的血液會不斷的死亡和新生，但是從來沒想過，許多器官同樣會在使用過程中，不斷的衰敗和損壞。那麼，人體內部又是如何應對這些每天發生的耗損呢？

直到最近我才真的明白，自癒不是一個模糊的概念，而是身體內部每天都在不斷進行的最重要工作。大多數時候，我們對自癒無知也無感，只能用儀器觀測到進行的狀況。

身體裡的自癒機制會不斷的修復損傷。但不斷運行的身體，每天也在不停的創造新的損傷。**而學習養生的目的，就在提高身體修復損傷的速度，減少身體創造損傷的機會，這就是人們追求的抗衰老。**在學會這些之前，必須先認識身體是如何進行「自癒」活動的。

設計者視角的人體科學

第一次讀《黃帝內經》時，我對當中所說的人體系統印象深刻，因為書中直接指出十二經絡對應十二個臟腑，是身體的主要系統的元素（Elements）。這種陳述有點像電腦基本概念（Basic Computer Concept, BCC）課程中談的系統元素。電腦課程是電腦設計者寫的，《皇帝內經》中陳述系統元素的方式，比較像是人體設計者提供的。

經過多年研究中醫養生的經驗，發現中醫是一種從「人體設計者」視角觀察人體的醫學。相對來說，西方的現代醫學，則是一種從「人體使用者」視角觀察人體的醫學。不同視角的觀察，產生了兩種完全不同的醫學系統。

我以前管理過一個軟體公司，這家公司曾經承接大型銀行聯網系統的建置。這種大型電腦系統內部在建置初期，就會有一套「自我診斷」的軟體系統。當出現故障時，電腦螢幕會自動顯示故障的原因和部位，或者是故障的編號。維修人員依著電腦顯示的內容，就知道如何維修機器。因此，只要電腦出現故障，使用者都會立刻查找原廠提供的維修手冊來解決問題。

故障維修是任何大型系統在設計時都必須考慮的因素。人跟動物都是可以長時間運行、極為複雜的系統，且需要維持一定壽命的運行。因此在設計時，必定會將維修也納入考量，並

且必須設定沒有任何外部支持的條件，如可尋求醫師治病。因此，內部建置的就不是僅有診斷功能，對於日常運行時可能產生的損傷，也要有自動維修的能力。

也就是說，**不論人或動物的體內，必定有以「自癒機制」來對日常運行的損傷，進行必要的診斷和維修，以維持機體的長期運行**。無論動物或人體是否存在著設計者，都必須符合這些設計規範，才可能創造出可以在世界上存活多年的動物和人類。

由於中醫是從設計者視角觀察人體的醫學，我的設計工程師背景就有很大的優勢，幫助我理解中醫。首先，從設計工程師的觀點，人和動物的設計水準都近於完美，高出人類的技術極遠。

因此，分析疾病時，第一步必須先認定人體的設計近乎不可能出現錯誤，或機率很低。疾病的出現，可能是受到外來的影響，也可能是能量不足，或身體正在做某些我們不理解的工作，比方說自癒活動。

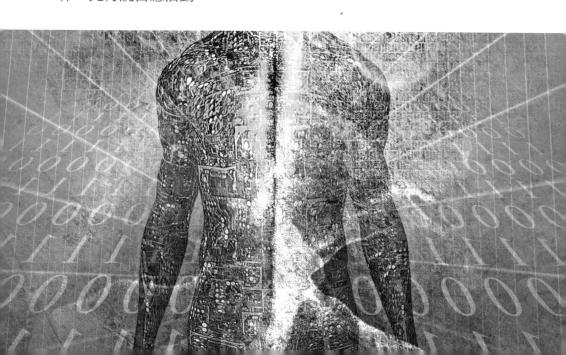

分析疾病的第二步，是思考人體為什麼會出現這些症狀？人體內部正在做些什麼事？面對某些症狀，例如：在關節部位存在尿酸結晶這類異物時，身體內部的「自癒機制」是如何處理的呢？

　　我的思考是從人體的設計上，能否設計某種機能把這些結晶清除。顯然在關節周圍的固體結晶，無法在體內移動，必須先把它溶解於體液之中，再由體液隨血液或尿液排出體外，這是最合理的排除方法。

　　經過實際觀察發現，痛風患者發病時，必定先出現水腫，顯然水腫中的水是用來溶解尿酸結晶的。正好我的一位朋友，已患有痛風長達二十多年，他的右腳拇指外側長了一個 15mm 厚的尿酸結晶。於是，我建議他大量服用一種抗氧化劑，來創造痛風患處的水腫。當出現水腫時，患處的腳盡可能不動。結果五天後，水腫消失，他繼續大量服用抗氧化劑，水腫又出現。就這樣，一波一波的水腫和消腫循環出現，在經過七次循環後，原本在腳拇指上的尿酸結晶，幾乎消失。

　　從朋友這次成功的實驗，說明水腫不是病，是身體自癒活動排除尿酸結晶的一環。要是針對排水腫來治療，實際上是阻止了自癒活動。創造水腫的食物（抗氧化劑），實際上是啟動自癒活動的高能食物。也就是說，會引發痛風症狀的食物，實際上可能是啟動人體的自癒機制，讓尿酸結晶開始排除，是真正治療痛風的藥。

　　在這個自癒過程中，由於水腫使得結晶浮動刮傷了周圍組織，造成了發炎和疼痛。這些異常和不適，是自癒過程必然會出

現的好轉反應，就像皮膚傷口康復過程的紅腫、發癢和結痂。

這個成功的案例，從頭到尾沒有涉及太多的醫學理論，用的只是物理學或工程學的基本常識。從設計工程師視角所推論出來的方法，卻成功的排除了一個積累了數十年的尿酸結晶，也重新定義了痛風患者的水腫症狀。

在我學習中醫養生二十多年的經驗裡，感覺中醫學更像一門工程學，而不像生化學。經常用工程概念思考，很容易就能理解中醫古書裡的理論。學習中醫養生學和學習機械、電子、電腦工程沒有太大差別，許多邏輯和理論都非常近似。

人體系統

做為一個產品設計工程師，面對人體時，第一個想到的是，人體究竟是什麼樣的系統？研究人體系統時，很自然的會和電腦相比擬。

人體是像一部獨立的電腦，還是像一個網路結構的系統？

如果是一部獨立的電腦，那麼大腦應該是其中最重要的部件，就像電腦的中央處理器。但是，人體有十二條經絡對應著十二個器官，顯然這十二個器官應該是人體最重要的器官，但是其中並沒有大腦。

也就是說，從中醫的概念，大腦並不是最重要的器官。再觀察地球上其他的生物，會發現有些生物並沒有大腦，如蚯蚓和水母。大腦似乎不是生物一定具備的器官。因此，人體應該

不像一部獨立的電腦，或者應該說，生物體應該不像一部獨立的電腦。

　　圖 35 是典型的企業網路系統。其中總經理是網路系統眾多終端機中的一個。另外，網路中最重要的機房是掌管著眾多不同功能的伺服器。

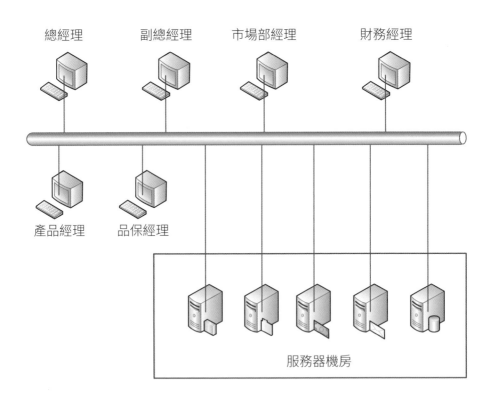

◆ 圖 35 企業內部網路系統圖。

　　如果人體是一個網路結構的系統，把企業內的電腦網路結構中的各個使用者，換成人體的四肢五官和大腦，伺服器換成十二經絡中的十個主要器官，就畫出網路結構式的人體系統。十二經絡中，有十個器官，加上心包膜和三焦經對應的橫膈膜，也就是十個器官加上兩張膜。其中，心包膜主「血」，橫膈膜主「氣」，掌管著人體的能量，就像電腦機房的電源能量的供給。

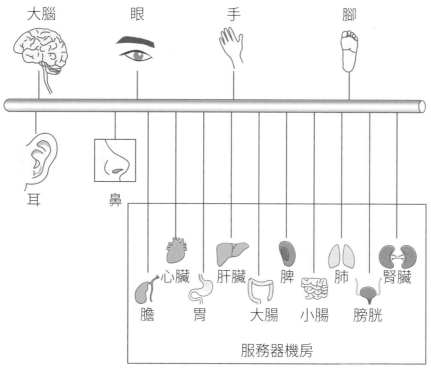

◆ 圖 36 網路結構的人體系統。

上頁圖36是我從《黃帝內經》有關「人體系統」的文字陳述中，整理出來的「人體系統圖」。畫出這個人體系統圖之後，我非常驚訝的發現，兩千五百年前，《黃帝內經》作者如何能夠構思出這樣的系統結構？

《黃帝內經》給我的感覺，就像一個現代或更晚的未來人，穿越回到了古代，用當時人們能夠理解的文字，說明一個未來才能理清楚的人體系統結構。《黃帝內經》更像是一本來自「人體設計者」撰寫的《人體使用手冊》，一本源自於「原廠」的使用說明書。

就像企業中的總經理，不管理電腦機房一樣，人體的大腦也不負責臟腑的運行和管理。大腦更像是人體的使用者，只管理四肢五官和意識。臟腑的運行和管理並不是大腦，而是由一個比大腦更具極高智慧的機構管理。但人體中，似乎不存在這樣一個智慧的器官。

臟腑的管理，除了日常運行的操控之外，還需要做各個臟腑的能量分配，損傷和能量系統的監控，擬定維修計畫，損傷修復等複雜的工作。當能量不足時，需要從身體其他部位調用能量。

上世紀九十年代，西方出版一系列前世催眠的書，也有許多靈魂轉世和瀕死經驗的研究，靈魂存在的證據愈來愈多。如果前世催眠確實存在，則前世記憶的儲存，是當前科學能力無法理解的現象。它顯然不存在肉體裡的記憶之中，而是儲存在一個沒有物質結構的能量體中。

面對這些當前科技無法解釋的醫學現象，就像物理學創造「理論物理學」一樣，醫學有必要創立一門「理論醫學」，著手研究一些明顯存在、卻無法用現有醫學解釋的現象。靈魂的存在與否，其對生命的各種影響，都是需要開始研究的重要課題。中醫存在許多已知的現象，卻無法用當前科技或醫學解釋的理論和方法，也可以納入理論醫學的領域。

人體經絡中的每一個穴位都有名稱。沒有人知道是誰命名，如何命名的。其中有許多穴位從名稱，看來明顯和靈魂有關，例如靈台、靈墟、靈道、魂門、魄戶等。雖然有這些穴位，但在《黃帝內經》中卻沒有相應的用法和說明。這些穴位的存在，說明中醫本來是身、心、靈一體的學說。後來不知什麼樣的原因，其中一部份內容被移除了。

本書的重點在說明人體的自癒活動，不在身、心、靈系統的討論，僅在說明中醫理論中的人體系統。至於更深入的靈魂部份，留待未來再深入探討。

自癒機制

　　前文提到，大型電腦系統故障時，會利用原廠提供的自我診斷系統，找出故障的原因和部位。人體是一套遠比大型電腦系統更複雜的有機體，必定也存在一套功能強大的「自癒機制」，能夠修復大多數日常使用中造成的損傷。

　　21 世紀，配合電動車的開發，自動駕駛也開始問世，電動車的設計則與大量的人工智慧（Artificial Intelligence，簡稱 AI）有關。

　　功能和自動化程度遠高於電動車的人體，內部必定存在著更高功能的 AI 機能。只不過，人體內部的 AI 功能就不能稱之為人工智慧，因為那不是人類設計的，只能稱之為「類人工智慧」。人體內部的「自癒機制」，就是一種「類人工智慧」。

　　在第一章中就提過，人體的自癒機制，可以說是來自於「原廠」，是為了修復各種日常損傷的機制。理論上，它能修復大多數身體的損傷。

　　皮膚傷口的自癒活動，是大多數人都經歷過的自癒活動。皮膚受傷之後，治療的藥主要是防止傷口感染的消毒藥水。消毒藥水把傷口和環境隔離之後，讓人體的自癒機制在隔離的環境中修復傷口。迄今並沒有任何可以修復皮膚傷口的藥品或治療技術。

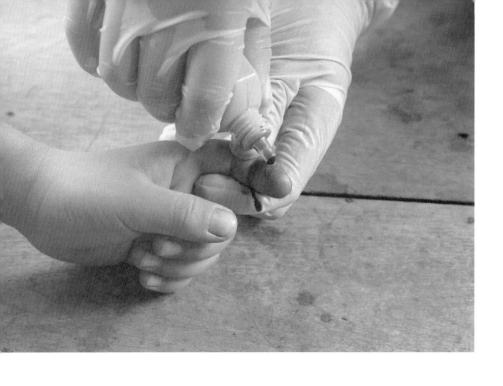

如果皮膚傷口這麼簡單的損傷，人類的醫療技術都沒有修復的能力，那麼會有能力修復人體內部器官的損傷嗎？從大多數慢性病只能與其共存而無法根治的情況來看，人類沒有任何修復器官損傷的醫療技術。

中醫治病的兩個主要方法是「扶正」和「祛邪」。扶正是俗稱的養氣血，祛邪則是排垃圾或排毒。兩個方法都在提升人體總體的能力，不直接治療疾病，而是讓人體自己內部的自癒機制來對付疾病。因此，雖然中醫的書上幾乎從來不提人體的自癒，但實際上，「自癒」是中醫的隱形核心概念。綜觀中醫長期以來的科學研究，卻幾乎找不到任何自癒相關的研究課題。

實際上，「扶正」和「祛邪」是輔助性的治療手段。人體自癒機制的運行規律、決策機制、能量需求和變化……這些理解人體自癒活動的研究，應該是中醫科研工作的重心。只有

充分理解人體的自癒活動，才能明白「扶正」和「袪邪」的治療手段，最終是如何提升人體的自癒能力，自癒機制又如何去病。只有理解了自癒機制的中醫師，才有機會真的治癒疾病。**自癒的科學研究，也是中醫科學化的起始點。**

西方醫學的理論中，則沒有「自癒」，只有「免疫」。免疫源自於傳染病學，是面對外來細菌攻擊時，人體內部的自我防衛手段。人體的損傷不僅有外來的細菌，也會有各種內部的自然損耗，例如：寒氣造成的垃圾堆積，怒氣造成的肝損傷等。面對非外來攻擊的損傷，身體會啟動自癒機制來修復。

西醫中「免疫系統自我攻擊」的疾病，可能是某些人體自癒活動創造的症狀。由於症狀的出現並非來自外來的攻擊，因此就被誤認為「免疫系統自我攻擊」。沒有人研究自癒，自然也不會發現這類「冤假錯案」，讓這類「免疫系統自我攻擊」的疾病，成為無法治癒的慢性病。事實上，這類疾病，可能在定義上就錯了。

自癒和免疫最大的差別在於：「免疫」一定有外來攻擊，「自癒」沒有外來攻擊也會發生。

外在醫療系統的輔助

合理的醫療系統，應該熟悉人體自癒機制的運行。治療疾病時，外在醫療手段應該是盡力的輔助人體內部的自癒機制。也就是說，我們需要的醫療系統，是一個完全和人體內部自癒

機制銜接的外部醫療系統。

在這個醫療系統中的醫師，必須借助合適的儀器設備，熟悉人體自癒機制的運行邏輯，提供必要的輔助，來提高能量，加大自癒機制的能力，加速改善自癒活動創造的症狀。

更重要的，醫師要能協助病人理解當下身體正在進行的工作，以及解釋哪些症狀是自癒活動創造的，哪些症狀是真正的損傷。讓病人知道真正的疾病原因，以及未來如何減少或避免。大多數的治療疾病工作，就交給自癒機制。

這種方式有點像使用個人電腦時，我們要先選擇一個合適的防毒軟體，並依防毒軟體的建議，避免訪問含有惡意病毒的網站，或執行不安全的軟體。所有掃除病毒的工作，就交給防毒軟體。

外在醫療系統的輔助，主要的功效如下：

一、分辨出身體當下正在進行自癒活動的狀況

① 有助於正確理解因自癒創造的症狀。

② 可以觀察外在調理或治療對自癒活動的影響。

③ 能夠檢測出正在自癒的臟腑，說明該臟腑存在著疾病，也就是找到病之所在。明白了存在疾病的臟腑，可以推測出創造臟腑疾病的可能行為。例如，經絡儀檢測出身體正在排寒氣，排寒氣是肺的自癒活動，說明病在肺。肺裡存在寒氣，說明是可能因為天冷時，穿著不保暖。

錯誤行為是疾病最原始的病因。只有改變行為，才能停止疾病。身體停止創造疾病，再把已經存在體內的寒氣排淨。寒氣及其引起的各種症狀，就自然消失了。

二、 身體內部自癒機制運行的模型

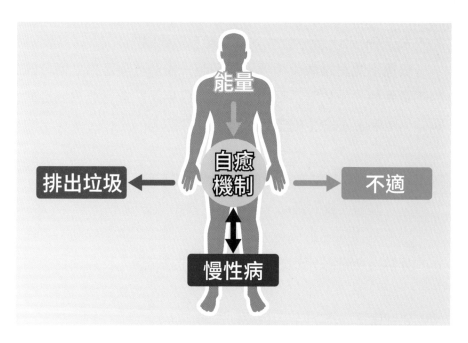

◆ 圖 37 人體自癒活動的結構。

① 圖 37 是人體自癒活動的結構圖，說明自癒機制在處理慢性病時，會產生排出垃圾的異常現象，或讓人不舒服的症狀。

② 充足的能量，是自癒活動順利進行的最重要因素。能量

包括身體總體的能量，以及經絡或臟腑的狀態。中醫的「扶正」和「祛邪」兩大療法，目的都在提升身體的自癒能力，再由自癒機制去除疾病。扶正，可以提升身體總體能量。能量提升，自癒能力自然加強；祛邪，可以疏通各個經絡，提升臟腑效能，進而提升自癒能力。

三、養生要先熟悉人體的自癒機制

養生不能用藥或手術，只能利用人體的「自癒」能力。因此，要做好養生，必須先瞭解人體的自癒是如何運行的，比方說，利用經絡儀觀察人體自癒活動。

四、瞭解各種自癒活動可能創造的異常或不適

大多數自癒活動都可能創造人體異常或不適的症狀。目前這類症狀，常常被定義成疾病。學習養生，首先要還原這些錯誤的定義。還原，才能正確認識自癒活動，並且利用自癒活動來改善健康。

五、各種自癒活動和行為的關係

① 養生活動必須遵循中醫「治因不治果」的主要原則。找到創造身體損傷的真正原因，從消除原因著手，才能真正改善健康。

② 經絡儀檢測能夠顯示正在進行自癒的臟腑。需要自癒的臟腑必定存在著損傷，就是「病之所在」。

③ 知道了病之所在，再分析創造每一個臟腑損傷的可能行為，這才是終極的病因。

④ 找到了創造損傷的行為，養生的方向就在改變這些會創造損傷的行為。行為造成的損傷，就算藥物能改善，只要行為不改變，持續不斷的創造損傷，病症就永遠無法消除。

六、人體自癒活動優先順序的決策模式

① 人體只要使用，就會不斷的創造損傷。這些損傷包括老化的勞損，錯誤行為造成的損傷或垃圾堆積，外來的傷害等。

② 人體自癒活動會依照損傷對生命的威脅程度進行分類，優先修復對生命威脅最大的損傷。例如，出血性的損傷會直接威脅生命，因此總是被列為優先修復的目標。在第三章曾提到早期在西方國家的放血療法，可能因自癒順序調整而使症狀消失，但其實只是「治果不治因」。中醫也有放血療法，但是作法和目的和早期西方放血完全不同，最常見的是中風急救時的指尖放血，目的在降血壓。另外，有種放血療法，在放血之前必須先做全身的按摩。通常實施這種療法的按摩師，必須具備高深的氣功能力。在按摩的過程，把血液中的垃圾集中在某些

穴位，如膀胱經的崑崙穴。這種按摩可能需要數小時，按摩結束之後，再由中醫師在崑崙穴扎針放血。這時放出的血液極為濃稠，呈黑色狀態，很快就結成塊狀。這種快速將血液中的垃圾集中在穴位，再排出體外的方法，對於降血壓有很好的療效，一次的放血可以維持幾個月的正常血壓。只有少數擁有氣功能力的中醫師，能做這種放血療法。

③ 人們想要的自癒和身體想要的不同。比方說，人們最希望盡快減肥，但肥胖對生命沒有太大威脅，身體總是先修復臟腑的各種損傷，行有餘力才會處理肥胖問題。皮膚上的斑點也是人們急欲去除的瑕疵，但是從身體自癒觀點，皮膚是身體的排泄通道之一。垃圾排到皮膚之後，自癒的工作已經結束，剩下的是皮膚自己會代謝乾淨。

當人們體檢發現肝裡有血管瘤，就希望能盡快將之消除。但血管瘤對生命沒有立即的威脅，必須等身體把各個臟腑的問題都清理完畢，行有餘力才會清理這些血管瘤。隨著年齡增長，總有修不完的問題。因此，這些血管瘤也就一直沒有機會處理。我們知道，肝裡的血管瘤是大怒形成的。因此，建議肝有血管瘤的病人，養生的目標不在消除已經存在的血管瘤，而是盡可能不再大怒而創造新的血管瘤。

④ 自癒活動提升各個臟腑的能力，同時維持五臟的平衡。身體總是先修復當下能力最差的臟腑，提升該臟腑的能力。當能力最低的臟腑，其能力提升到超過倒數第二的

臟腑時，自癒活動就會停止，轉到新的能力最低的臟腑。

自癒活動總是頻繁的變換。每個臟腑修復很短時間，就換到另一個臟腑。剛開始啟動自癒活動時，會先修復問題較嚴重的臟腑。這時可能幾天都修復相同的臟腑。隨著大問題逐一被修復，身體才開始修復小問題。一開始時，可能一兩天就換一個臟腑。到後期都是小問題時，一天可能更換多個臟腑。

七、人體自癒活動和能量的關係

① 圖 37 說明，在自癒活動中，能量是最重要的關鍵因素。能量愈充足，自癒能力愈強，活動愈活躍。

② 不同臟腑的自癒所需要的能量不同。例如，肺的排寒、心臟的自癒，是需要最多能量的自癒活動。

八、人體自癒活動和季節的關係

① 不同的季節，身體的能量分布不同，自癒活動也不同。季節性的差異主要受氣溫的影響，因為身體保暖消耗的能量不同，能夠啟動自癒的臟腑也不同。

② 以臺灣的四季為例：

【冬天】氣溫低於 18℃時，除非有特定原因，否則自癒活動會停止，並將臟腑狀態調整為肺熱和肝熱。肺

熱，將大量血液分布於肺，防止肺受到冷空氣傷害；肝熱，將大量血液分布於體表，防止體表受寒氣傷害。肺熱加肝熱的抗寒狀態，是為冬藏。氣溫略高，會啟動心／小腸的自癒（多半有心臟瓣膜問題者），或脾／胃自癒，或肺／大腸的自癒。

【春天】冬天氣溫略高時的自癒活動，到了春天都會再現，比方說，肝／膽的自癒。冬天大量血液分布在肺和體表保暖。到了春天氣溫回升，保暖的血液回到了肝臟，身體就會啟動肝膽的自癒活動，開始清理肝和膽的問題。

冬天寒氣侵入身體，身體沒有多餘能量排除寒氣，會將寒氣儲存擱置。等到春天氣溫回升，會先清除體表的寒氣。這時候，過敏性鼻炎就會開始盛行了。

【夏天】氣溫高，所有的自癒活動都能啟動，比方說，心／小腸的自癒活動。在其他季節主要修復的是心臟瓣膜和小腸的損傷，比較嚴重的心臟損傷，只有在夏天能啟動自癒。

【秋天】和春天的自癒活動大致相同。

自癒創造的異常和不適

　　身體內部器官的自癒，會創造異常和不適的症狀。這些症狀可能出現在修復損傷的過程，也可能出現在完成修復後、排垃圾的過程。身體自癒活動創造的症狀，從來沒有被醫師判定為「好轉反應」，大多數都被定義成各種疾病。例如從來沒有一個胃痛的病人被醫師告知，「你的胃正在進行自癒活動，才會出現這種悶痛。」

　　長期以來，醫學上將大多數的異常和不適，都定義成了各種各樣的疾病。可以想見，必定有大量自癒活動創造的異常和不適，都被定義成了疾病。例如，胃潰瘍自癒時的悶痛，以及前文提到的痛風自癒過程中，水腫被定義成了發炎，排寒氣被定義為感冒，都是明顯的實例。

　　眾所周知，幼兒的健康比老年人好。但是幼兒出現感冒的機會遠大於老年人。如果將感冒定義為疾病，從感冒出現的機會看來，幼兒比較多病，結論反而成了老年人比幼兒健康，很明顯這是錯誤的結論。但如果感冒是排除寒氣的症狀，老年人氣血太低，沒有能力排除寒氣，因而形成老年人出現感冒的機會遠比幼兒低，這樣的結論就非常合理了。

　　這個結論用腹瀉的實例來說明，可能更為清晰。比較幼兒和老人的腹瀉出現機會，顯然幼兒出現腹瀉的機會比老人多得多。因為當身體吃到不乾淨的食物，最好的策略是盡快將之排出體外。

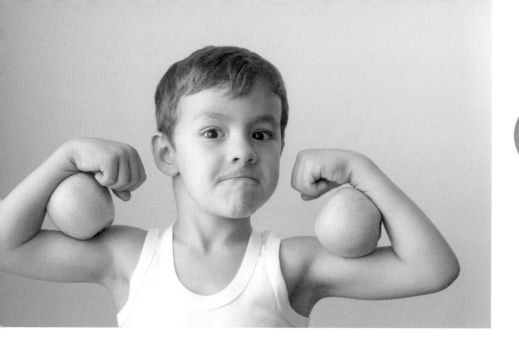

假設我們是人體的設計者,如何設計身體的這種排泄機制?首先試想身體如何分辨進來的食物,是乾淨還是髒的。合理的做法,應該將食物和身體內部環境比較。如果體內環境如嬰兒一般很乾淨,當食物比內部環境髒的時候,就會啟動自癒活動,用腹瀉的機制迅速把它排出體外。如果體內環境本來就很髒,吃進來的食物沒有體內環境髒,就不會腹瀉了。這就是老人不容易腹瀉的真相。

有兩個方法可以消除自癒活動創造的異常與不適:

第一個方法是提升身體的能量,加速自癒活動。身體完成自癒活動時,症狀自然消失。這是理想中的方法。
第二個方法是降低身體的能量,當身體沒有能力繼續進行自癒活動,症狀也會消失。

通常第一個方法，由於醫師不知道自癒活動的全貌，難以預估需要多少時間。第一個方法通常比第二個方法需要更長的時間。第二個方法症狀會很快消失，而且醫師很容易預估消失的時間。從病人的觀點，自然是第二個方法比較有效且容易被接受，同時醫師可以準確的預估康復時間，像是完全掌握了身體的狀況，於是成為醫師治病的主流方法。

常見的臟腑自癒創造的症狀有以下幾種：

一、肺和大腸自癒可能出現的異常和不適

① 肺的自癒實際上就是排寒氣。年輕人或幼兒的排寒氣，會出現感冒症狀，如打噴嚏、流鼻水。而多數中老年人，由於氣血較低，雖然能夠從經絡檢測中觀察到自癒活動的排寒氣，但是由於力度太輕，身體幾乎沒有出現異常或不適。

肺的自癒同時也會引發大腸的自癒。大腸自癒容易出現幾天的排便不順暢或排便異常。肺熱的同時，也會出現大腸躁熱，大便容易乾硬。

② 肺熱是身體為了排寒氣，集中大量氣血在肺裡形成的。這時人會突然覺得非常躁熱，特別是上半身非常熱。本來身體集中的熱量，是用來排寒氣的。這時如果脫了衣服或進冷氣房，熱量就被散掉，寒氣也就排不成了。正確的做法，應該讓身體出一身汗，再換掉濕的衣服，寒

氣就排出去了。

此外，肺熱常出現在夜間十一點或清晨四五點。冬天天氣冷時，身體的氣血能量大量用於抗寒，沒有多餘氣血排寒，寒氣多半會擱置。但夜間睡覺，臥室開了暖氣，氣溫升高，加上蓋了厚被子，身體周圍的溫度升高，這時身體就有能力排寒，也可能會出現肺熱的排寒氣。

二、心和小腸自癒可能出現的異常和不適

① 容易出現心悸、心慌或心臟其他的不適。

② 容易出現心包積液過多，因此按摩心包經是必要的。

③ 小腸自癒時，容易創造眼部的不適，如飛蚊症的增加、乾眼症、眼部疲勞、痠痛等；也會創造腹部疼痛，大便不成型等症狀。

④ 小腸自癒有時會創造耳朵前方聽宮穴的腫脹，壓迫了耳內的平衡系統，造成暈眩的症狀。這種暈眩症狀很可怕，但實際上只是物理性的壓迫造成的，沒有任何

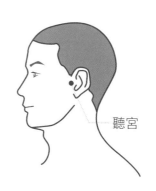

聽宮

實質的傷害。這時只要閉眼平躺三小時，等身體完成小腸的自癒，聽宮穴的腫脹消失後，症狀會自然消失。這種暈眩常被定義為「梅尼爾氏症」。

三、脾和胃自癒可能出現的異常和不適

　　大多數胃的悶痛或胃痛，出現於身體修復胃的潰瘍性傷口。這時會有中醫稱「胃火」的症狀，鼻翼兩側出現紅暈，可能出現口腔內的潰瘍、口腔周圍長痘、唇色暗紅、口臭等。胃火實際上是身體為了修復胃裡的損傷，集中大量血液在肺裡形成的。

自癒活動的檢測和觀察

　　儀器化不足，是中醫長期以來被認為不科學的主要原因。中醫診斷有望、聞、問、切四種方法。診斷的結果，主要是判斷出臟腑的寒、熱、虛、實。醫師根據這些結果，再經過「辨證論治」的推理邏輯，找出疾病可能的病因。

借鏡醫案的辯證論治

　　「治因不治果」是中醫治病的基本原則。因此，找不到確切的病因時，必須用推理的方法找到理論上的病因，才可以開立處方。如果這個處方不能有效治癒疾病，醫師會重新回到進行脈診和辨證論治，推理找出下一個可能的病因。在治病的過程中，只要病人沒有痊癒，醫師就會反復進行診斷和推理。

　　由於中醫存在超過千年，古代醫師留下的大量醫案，記錄著許多疾病治療成功或失敗的經驗。醫師藉由熟讀這些傳承下來的醫案，以及有大量前人的經驗可供借鏡，減少自己推理失敗的機會。

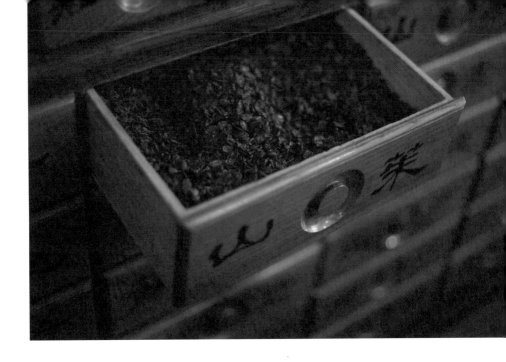

　　所有這些診斷和推理的過程，全部沒有使用任何儀器。完全依賴醫師的主觀判斷。在主流醫學大量使用儀器，各種實驗均需要數據說明的今天，沒有數據的中醫，幾乎無法提供具有說服力的實驗結果。

　　1951 年，經絡儀出現在日本京都大學，是中谷義雄教授發明的良導絡技術，迄今已超過 70 年歷史。雖然問世已久，經絡儀卻一直未被中醫師所接受，主要問題是缺乏合適的判讀技術。

　　2015 年 8 月開始，我們啟動了經絡儀檢測判讀的研究。截至 2022 年，我們量測了超過三千位受試者，量測的次數超過三萬次。

　　傳統經絡儀開發時，置入系統的檢測結果和說明極少，置入設備裡的相關說明，只是從書上抄來的各個經絡的知識，完全沒有對圖形進行判讀。使用者必須從操作過程的經驗來學習判讀。

2010 年，我利用能量石開發了一個可以把能量石所發出的能量聚集成束的產品，我命名它為「氣束能」。根據修練氣功的人在感知後的回饋，認為它和氣功能量很像。當它從穴位進入人體之後，會如氣場能量，在體內的經絡中流動。

使用經絡儀的原始動機，是想要檢測氣束能輸入人體之後的經絡變化。因此七年來，我們都是配合氣束能來使用經絡儀。使用的過程是先檢測經絡，記錄下檢測結果，再利用氣束能進行調理。調理的穴位，則視經絡檢測結果而定。

經絡檢測結果中有一個五行分布圖，如圖 38 的紅框部份，從中可以知道五行中能量最低的臟腑，然後從該臟腑輸入氣束能。在圖 38 的結果中，能量最低就是跟中間值差距最大的心（火）跟腎（水）兩個穴位。

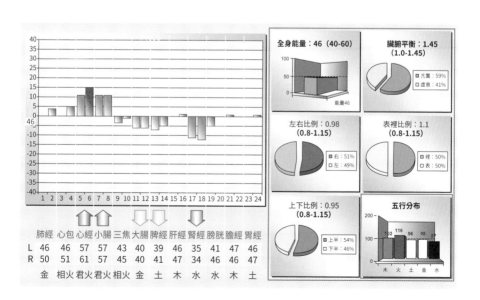

◆ 圖 38 經絡檢測結果，右下角紅框中的圖為五行分布。

在第一章已提到過，氣束能有三不同的能量，一種用於任督兩脈穴位，稱為單極氣束能。另兩種分別是用於身體兩側穴位，稱為雙極氣束能。一個單極加上一對雙極，構成一個穴位組，使用時同時可以用兩組穴位。如這個實例，就用心（膻中穴＋心腧穴）和腎（命門穴＋湧泉穴）。

建立了大量干預前後比對的數據後，從中發現這種檢測方法，不但能判讀出人體臟腑的寒、熱、虛、實，還能判讀出當下的自癒活動。

自癒的四個階段

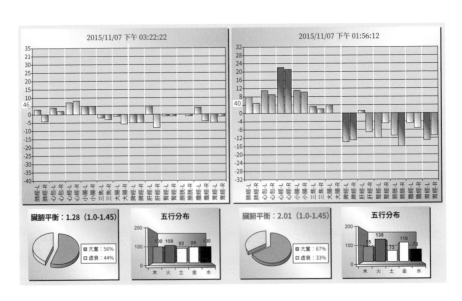

◆ 圖 **39** 氣束能調理前後的經絡檢測比對。

圖 39 是氣束能調理前後的經絡檢測比對，這是前後圖形變化最大的少數案例。這個案例出現在我們開始研究的三個月後，可以說是研究的初期。看到這麼大的變化，開始時很高興，似乎氣束能具有很好的效果。

　　但是一段時間之後，發現這樣的案例很少。看過更多的案例之後，才知道這種差距極大的變化，是因為自癒活動只差一口氣就要快結束了，而氣束能調理加快了自癒活動的進程，讓身體結束這次的自癒活動，完成修復工作。

　　受測者在調理前，已經胃痛了幾天。調理後胃痛完全消失。在這個案例我們才知道，原來在身體修復胃的潰瘍性傷口時會出現胃痛。修復結束，胃痛自然消失。

　　從這個例子引發我們對於自癒活動過程的研究。在分析了大量案例後，我們找出自癒活動的四個階段：

一、第一個階段：起步階段，啟動自癒初期

　　可能剛完成一個臟腑的自癒，轉到下一個臟腑的自癒。也可能從本來沒有自癒活動，新啟動一個臟腑的自癒活動。主要的變化在於兩個方面，一是臟腑平衡的變化。沒有自癒活動時，臟腑平衡的數值比較低。啟動自癒之後，各個器官的波動比較大，臟腑平衡數值會升高。

　　另一方面是平均能量值的變化。在談平均能量值之前，需要說明在自癒過程中，身體的能量要先分成兩個部份：一是在總體能量上，二是個別臟腑占用的能量。這兩個能量目前無法

個別量測，只能從平均能量值的升高或下降來判斷。

　　例如，圖 40 即是調理前只有輕微排寒氣的自癒活動，經調理後，排寒氣仍然繼續進行，同時新增了心和小腸的自癒活動。由於啟動了新的自癒活動，身體的平均能量值從原有的 39 下降至 32。數值相差 7，是很大的數值，因為是為左右各 12 個數值的平均值，其總數值是 $7 \times 24 = 168$。

　　從檢測數值變化中，似乎氣束能提供給身體的額外能量，身體可以立即取用，並且推動人體的自癒機制，啟動本來無法啟動的自癒活動。

　　這些數值暫時沒有能量單位，因為是感測器從經絡中取出的電信號數值。我們目前沒有足夠的能力，將之和人體能量直接比對。另外，人體的能量目前仍停留在概念階段，仍無法量測。

　　這裡談的能量概念，是從經絡檢測數值以及氣束能干預前後的比對中顯現的數值變化，與人體實際狀況的比對之後所推理出來的臆測概念。這些經絡檢測的方法和數值，仍停留在理論階段，還需要更多的人投入時間和實驗，慢慢才可能使之成為成熟的技術。

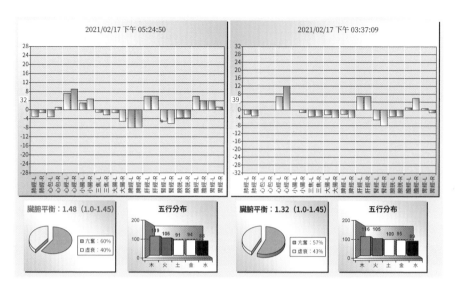

◆ 圖 40 啟動心和小腸的自癒活動。

二、第二個階段：正在進行自癒活動的中間過程。

　　圖41是一個自癒活動的中間過程，調理前後，整體圖形、臟腑平衡、平均能量值，都沒有變化。這種情形和無效的調理是一樣的。在氣束能調理過程中，如果調理的人一直在想事情，或使用手機，無法放鬆，也會出現前後沒有變化的狀況。因此，看到這種檢測結果，都必須詢問調理過程的狀況，如果睡著了，或真的放鬆、並沒有胡思亂想，才能確認是處於自癒的中間過程。使用氣束能調理時，必須放鬆身心。只有放鬆了，把身體的控制權從交感神經轉給副交感神經，身體才有機會進行更好的自癒。如果大腦的控制權沒有交出去，比方說，一直在想事情或用手機，任何調理手段都很難有效果。

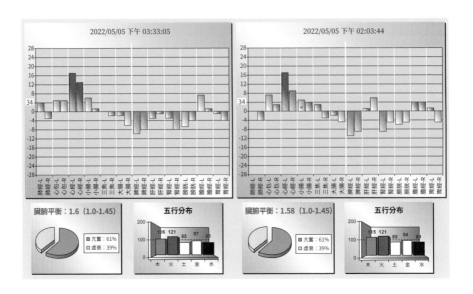

◆ 圖 41　自癒活動的中間過程。

三、第三個階段：自癒活動完成階段。

　　圖 42 是和圖 39 是同一個圖。右側圖為調理前，左側圖為調理後。平均能量值從調理前的 40，調理後升高為 46。調理前的臟腑平衡為 2.01，調理後大幅下降變成了 1.28。說明右側是身體正處於自癒活動之中。左側是所有自癒活動結束，處於完全靜止狀態。

　　在自癒活動中，自癒的臟腑會消耗額外的能量。活動結束，用於自癒的能量從自癒的臟腑釋放出來，回到總體能量之中。因此，自癒活動結束時，能量會上升。

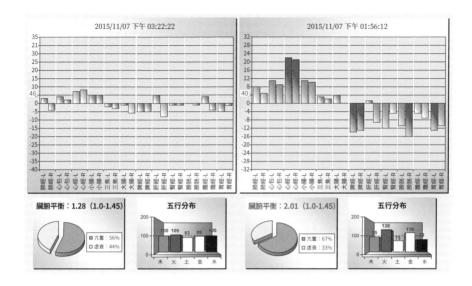

◆ 圖 42 自癒活動完成階段。

四、第四個階段：自癒活動結束，進入排垃圾的階段。

這時自癒機制已經轉到下一個自癒活動。因此，從經絡檢測測不到這個階段的現象。

以皮膚的自癒活動為例，在第四個階段，皮膚已經完成了自癒，開始結痂，由於在體表，所以垃圾（痂）會直接掉落地面。體內器官修復產生的垃圾，需要先細化成微小顆粒，溶於體液之中，才能被血液或體液運走，最終從尿液排出體外。過程中會演變成許多異常或不適的症狀。

在第六章提到過敏性鼻炎產生的眾多衍生症狀，都是自癒活動第四個階段排除垃圾而造成的。

能量——
健康最重要的指標

　　中醫談氣血能量的歷史至少超過一千年，但是對人體的能量仍然像自癒一樣，停留在模糊概念的階段，沒有能力量測，也無法定義出各種疾病和能量的關係。自癒和能量是非常重要而陌生的兩個課題。

何謂「能量」？

　　能量是任何一個獨立系統最重要的指標。企業的能量體現在其盈利能力，因此，管理企業最重要的是掌握財務狀況，檢視財務報表中的損益表。同理可證，管理健康時，應該檢視人體的能量指標。不過，為什麼長期以來沒有人這麼做？

　　老人和幼兒的差別在於老人的氣血能量低，幼兒的氣血能量高。氣血能量的高低直接顯示出一個人的老化程度，也是抗衰老最重要的指標。大多數罹患慢性病的都是老人，說明老人氣血能量低落，可能也是多數慢性病的原因之一。

為什麼醫療體系中，沒有氣血能量指標？

　　這個問題可以分為兩個方面，一是今天的主流醫學源自於西醫的對抗療法。另一支是順勢療法（或稱為同類療法）。對抗療法認為身體所有的異常和不適都是疾病，治療的目的在於消除這些異常或不適；順勢療法則認為身體的異常可能是身體自癒活動創造的症狀。因此，要尋找可以創造相同症狀的藥，幫助身體更快的完成自癒活動。

　　對抗療法發明了抗生素，一舉克服了細菌性的傳染病。而抗

生素的殺菌作用，在顯微鏡下可以觀察到。因此，疾病和治療的結果，都有眼見為真的證據。因而對抗療法就成了今天醫學的主流，順勢療法則逐漸式微，成為了另類療法中的一個分支。

對抗療法的概念中，並不存在人體的自癒活動，更沒有能量的概念。沒有能量概念，自然也就沒有檢查能量相關指標的必要。這是醫學上不量測人體氣血能量的原因。

現今的醫學中最主要的計畫，都在研究能夠克服疾病症狀的新藥。只要新藥對人體沒有明顯的傷害，並且能消除某種症狀，就能通過新藥驗證，得到銷售許可。至於用這個藥物消除了症狀，只要對整體健康傷害不是太嚴重，都可被接受。對於整體健康或氣血能量有沒有提升作用？由於沒有這方面的理論依據，自然不會列入考慮。

企業財務報表中如果缺少了損益數值，則整個財務報表等於廢紙。企業的董事會無法判斷經營團隊的積效，總經理無法判別部門經理的好壞，也無法做出正確的決策。

人體沒有氣血能量指標，健康檢查時也就看不出整體健康的好壞，各種症狀的判斷也很容易失誤。如果有了氣血能量指標，每個人定期做氣血能量指標的檢測，一段時間後就能從檢測數值中知道，自己的氣血能量是朝上或朝下發展。然後，透過調整生活習慣，包括睡眠和飲食習慣，再觀察其對氣血能量趨勢的影響，逐漸找到適合自己的生活習慣，讓氣血能量不斷的上升，或至少讓其下降趨勢盡可能的緩慢。可以說，**人體的氣血能量指標的量測，是個人健康管理中科學化最重要的一環**。

人體氣血能量指標的出現，對於異常或不適的症狀是「疾

病」或者是「自癒活動創造的好轉反應」的爭議，可以有比較明確的界定。如果症狀出現於上升的氣血能量趨勢，則多半是自癒活動的好轉反應。如果症狀出現於氣血能量下降的勢勢，則多半是真的生病了。

當前可使用的氣血能量指標

雖然醫學上目前還沒有以「氣血能量」為名的檢測，但是從既有的檢測方法中，確實有可以檢測出和氣血能量成正比的參數。基因檢測中的端粒檢測（Telomere Testing），這是一種在抗老化服務中用來衡量一個人生理年齡的方法。

端粒是一個人老化速度的最重要和準確的指標，它會隨著人們年齡的增長而縮短。

檢測人體細胞內「端粒」長度，可以藉此預測人類的壽命。端粒的長度也會隨著健康的惡化或老化而逐漸變短。相反的，若健康獲得改善就會變長。這項特點就很適合用來衡量自己的氣血能量趨勢。

抗衰老自癒工程

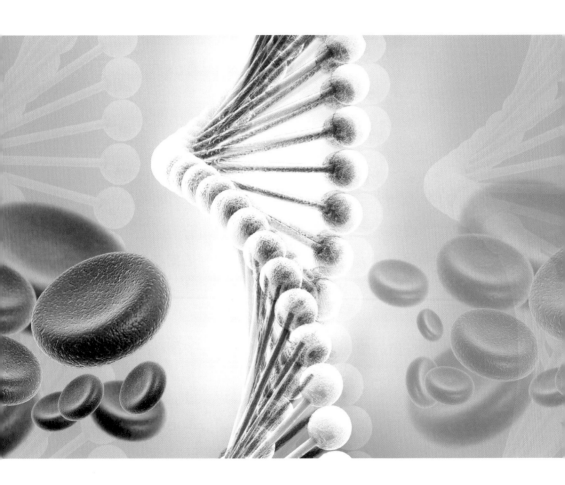

養氣血，避免透支

　　隨著科技的發展，人們的生活習慣逐漸改變。由於沒有氣血能量檢測的手段，沒有人能證實，睡眠時間從原來的「日出而作，日落而息」，變更為日夜顛倒，會造成氣血能量的重大影響。因此，睡眠時間就十分不固定。

　　有經驗的中醫師能夠從望診看出一個人氣血的高低。現代人多數長期處於氣血能量匱乏的透支狀態，身體內部的能量管理機制，就像一家不斷虧損企業的財務主管，只能不斷的從身體裡找到可以預支的能量。在這樣的長期透支之下，我們觀察到了以下這一連串的現象：

一、正常的能量狀態：量入為出，身體才能擁有足夠日常需要的能量。

　　當生活作息符合自然規律時，人體能夠維持日常需要的氣血能量，就不會陷入透支氣血能量的狀態。

二、透支肝血水平

　　當生活作息違反自然或營養吸收不足，造血機能就無法順

利進行，氣血能量的供給出現不足、透支的狀態。

「透支肝血」是人體進入透支時最早的狀態。透支肝血存在著「肝氣上沖」的特質，血液優先供給頭部，愈晚精神愈好。透支嚴重時，整個頭頂都很熱，而且臉和兩耳通紅，思緒敏捷。許多腦力工作者都喜歡這種感覺，覺得這時工作效率最好。

三、透支肌肉水平——糖尿病的病理推論

隨著氣血持續下降，可以透支的肝血愈來愈少。當肝血少到一定程度、無法繼續透支肝血，再加上未改變不良的生活習慣，這時身體會開始燃燒肌肉，產生以醣的形式為主的能量。醣沒有肝血上沖頭部的特質，主要提供四肢活動的能量。

這個階段，由於沒有肝血繼續供給頭部，人很容易疲倦，不再有體力熬夜，睡眠會自然增加。增加了睡眠，造血機能與氣血開始回升。這種機能可以視為是身體的自我保護機制。

燃燒肌肉時會留下殘渣，身體需要用大量的水，將之溶解後從小便排出，因而會出現口渴，必須喝大量的水，然後再排出大量的尿液，帶出那些殘渣。

透支肝血時的能量，以蛋白質為多；透支肌肉時的能量，以醣類為多。身體透支肌肉時，由於能量有限，會極為謹慎，需要多少、燃燒多少。在初期，燃燒肌肉產生的醣會

被全部用掉，沒有多餘的醣排入靜脈和尿中。但是隨後因失去肝血進入頭部，使得睡眠增加，造血機能提升，肝血又增加了。此時，身體會優先使用肝血，燃燒肌肉產生的醣就多了出來，這些多出來的醣，會被排入靜脈和尿中，出現血糖升高的糖尿病症狀。

我們曾經發現幾個肌少症的朋友，建議其改變生活作息，從晚睡的習慣改變成最晚十點睡的習慣之後。大約三至四個月，就會從本來血糖正常的狀況，變成血糖升高的糖尿病患者。因而從這些實例中，推論出透支肌肉的理論。

從能量透支推論出來的糖尿病理論，可能和糖沒有直接關係。長期睡太晚，或營養吸收不良，形成透支的生活習慣，才是真正的病因。這個理論仍在推論階段，需要更多的臨床研究加以證實。

四、減少臟腑供血機制

當企業出現財務困難時，削減部門預算是最常見的處理方法。身體面臨能量匱乏時，也存在類似的處理模式。當身體能量匱乏時，會依臟腑機能的重要性，逐漸減少部份臟腑的能量分配。

① 減少脾系統的能量供給

當身體進入透支氣血能量的模式時，就會減少脾系統的供血。最明顯例子就是前文提到過的：幼兒的腹瀉頻率

明顯高於成人。幼兒的腸胃比較潔淨，氣血也充足。當吃到了比體內環境髒的食物，脾系統會啟動自癒機制，利用腹瀉把髒東西排出體外。成人或老人由於體內環境本來就不太清潔，加上氣血低落，脾的能力也低落，腹瀉的機會就很少了。

② 減少肝系統的能量供給

隨著持續不斷的透支肝血，肝系統的能量供給就自然形成。長期生活作息不良以及衰老的自然因素，造血機能與血液總量逐漸減少，分配給肝腎清洗和過濾的血液也逐漸減少。血液清洗的週期被拉長，血液中的垃圾愈來愈多，嘴唇和牙齦的色澤愈來愈黑。其中，三酸甘油酯和破碎的膽固醇比例增高，長期以來都被歸因於食物內容的不當，其實生活作息的不良，如晚睡和睡眠品質不良，可能才是真正的原因。

③ 減少肺系統的能量供給

當身體氣血能量進一步下降，減少脾和肝的血液供給，仍無法支應時。身體開始減少肺的氣血能量供給。
肺的能量下降，首先失去了排寒氣的能力，大量的寒氣垃圾堆積在各個部位。身體沒有能力排寒氣，排寒氣的症狀（感冒）也就愈來愈少出現，到最後可能整年都不會感冒。開始時，平時工作忙碌不會感冒，一休假好好睡了一兩天，身體能量上升，就開始排寒氣（感冒）。

回到職場工作忙碌，睡眠減少了，又沒有足夠能量可以排寒氣，感冒又消失了。

肺除了排寒氣之外，還有把水分和空氣分送到全身的功能。當肺的能量供給減少時，肺的布水能力下降，皮膚開始變得乾燥，同時逐漸變黑而沒有光澤，更嚴重時，全身的水分開始減少，形成黑、乾、瘦的肺虛體質。許多老人都是這種體質。

這時，身體整體吸收水分的能力下降，水分根本沒有進入器官發揮該有的作用，一喝水就想小便排水，尿色清澈。久而久之，身體喝水的欲望下降，喝的水愈來愈少。

④ 減少腎系統的能量供給

當身體氣血能量繼續下降，減少了脾、肝、肺的血液供給、但仍無法應付時，身體會開始減少腎系統的能量供給。

腎臟只是一個過濾系統，沒有消耗，理論上不太可能會壞。當分配給腎系統的氣血能量減少時，腎的功能就會逐漸下降。當進入腎臟的血液少到一定程度，失去了過濾能力，血液中的肌酸酐指數自然升高，出現腎衰竭的各種症狀。腎衰竭時，可能腎根本沒問題，只是身體沒有足夠的血液進入腎臟而已。

　　以上是從能量分配角度對身體的分析。我們在臨床觀察人體的自癒活動時，很明顯能看出這些變化。從這些分析所發展出來的調養方法，也確實能驗證這些推理存在的可能性。例如，嘴唇色澤暗沉的人，從能量的推理可以得出，肝血被透支過度的結果。

　　利用這個結論，只要能好好養氣血，每天早睡，細嚼慢嚥和敲膽經。幾個月以後，就看到唇色逐漸淡化，兩手色澤恢復紅潤。

抗衰老真的很簡單

這本書最重要的觀點是「自癒是抗衰老的核心概念」。人體的自癒機制就像安裝設定好，只要開機就會自動運行的電腦防毒軟體。更神奇的是，人體的自癒機制是與生俱來在身體裡的系統，不需要安裝也不需要設定。只要身體有足夠的能量，就能順利啟動自癒機制，修復人體大多數的損傷。

人是自然界的生物，只要依著自然規律生活，有足夠的氣血能量，自癒能力就能正常運行，及時修復人體損傷，達到抗衰老的目標。抗衰老應該像自動運行的防毒軟體一樣簡單，或像汽車定期好好保養、就能維持良好性能一樣。做好抗衰老的養生，就能延緩老化健康的活到老。

一位朋友學了我們的養生方法，實行早睡，敲膽經和細嚼慢嚥，加上橫膈膜運動，每天早晚各做二十次的深呼吸。幾個月後，她的肺活量大增，走路會喘的毛病消失，人也瘦了一大圈，二十年前的裙子現在又能穿了。她很高興的把衣櫃裡年輕時的衣服都拿出來穿。

有一天她問我，以前她常找中醫調理，中醫師有許多食物的禁忌。為什麼學習我們的養生方法，沒有太多的禁忌？我們

只強調要做好養氣血的幾件事和運動，很簡單。在飲食上，吃當季、當地的蔬菜和水果，加上均衡的營養就可以了。

我們利用經絡檢測找出正在自癒的臟腑，分析創造損傷的行為。多數人體內都有大量的寒氣，但是進一步分析這些寒氣特別重的人，冬天都有手腳冰冷的問題，那是穿衣不保暖造成的結果，並不完全是飲食內容造成的。

在儀器輔助下，明確找到寒氣的來源，就不需要太多的禁忌。儀器輔助的科學化養生，使養生和抗衰老的方法更為明確，而且簡單易行。

另一位朋友，因橫膈膜僵硬而出現大量症狀。我教他做橫膈膜運動之後一個月，他正好去做了血液檢查，多年來的三酸甘油酯和膽固醇過高症，都消失了，體重也下降了五公斤。

這個改變讓我大感意外，橫膈膜僵硬，會使全身經絡堵塞。做了橫膈膜運動，膀胱經先通暢，跟著全身經絡開始改善。經絡恢復了排垃圾的功能，血管排垃圾的壓力減輕，血管中的垃圾也就減少了。顯然橫膈膜運動，可能也有機會降低中風的風險。

還有一位朋友，做了幾個月的橫膈膜運動，乾癬變成了濕疹。原來這兩個病的病因相同，因為他習慣染髮讓頭皮下堆了染髮劑的毒素。本來橫膈膜僵硬，膀胱經裡沒水，身體只能用乾癬來排除過多的毒素。做了橫膈膜運動，疏通了三焦經，打通了膀胱經的水道，身體開始有水分可以排垃圾，頭部乾癬的問題也跟著解決，再做一段時間的橫膈膜運動和膀胱經的按摩，濕疹也消失了。

一個簡單的橫膈膜運動，會對身體產生這麼多的影響，真的很令人意外，希望也能對你的身體起到同樣的幫助效果！

在我們使用電腦防毒軟體時，我們只需要知道如何安裝和啟動軟體。不需要知道電腦得了什麼樣的病毒，更不需要知道電腦是如何清除病毒。

我們使用人體的自癒機制去病時，同樣的我們不需要知道自癒機制是如何修復身體的損傷。我們只需要知道如何正確的使用身體，保持良好的生活作息，讓身體有足夠的能量，及時的清理經絡中垃圾的堵塞。這些方法就像使用電腦需要的資訊系統知識一樣簡單。

至於今天醫學上最主要的生物化學技術和知識，是身體內部自癒機制需要掌握的技術，不是大腦需要明白的知識。

MEMO

國家圖書館出版品預行編目資料

人體使用手冊：抗衰老自癒工程：面對疾病與老化，從臟腑自
癒開始！＝User's manual for the human body／吳清忠著.——初
版.——臺中市：晨星出版有限公司，2022.11
　　面；公分.——（健康百科；63）

ISBN 978-626-320-280-1（平裝）

1. CST：中醫理論　2. CST：養生　3. CST：健康法

413.1　　　　　　　　　　　　　　　　　　111016193

| 健康百科 63 | 人體使用手冊：
抗衰老自癒工程
面對疾病與老化，從臟腑自癒開始！ |

可至線上填回函！

作者	吳清忠
主編	莊雅琦
編輯	洪　絹
校對	洪　絹、莊雅琦、吳清忠
網路編輯	黃嘉儀
封面設計	王大可
美術編排	林姿秀

創辦人	陳銘民
發行所	晨星出版有限公司 407台中市西屯區工業30路1號1樓 TEL：04-23595820　FAX：04-23550581 E-mail：service-taipei@morningstar.com.tw http://star.morningstar.com.tw 行政院新聞局局版台業字第2500號
法律顧問	陳思成律師
初版	西元2022年11月15日

讀者服務專線	TEL：02-23672044／04-23595819#230
讀者傳真專線	FAX：02-23635741／04-23595493
讀者專用信箱	service@morningstar.com.tw
網路書店	http://www.morningstar.com.tw
郵政劃撥	15060393（知己圖書股份有限公司）
印刷	上好印刷股份有限公司

定價 400 元
ISBN　978-626-320-280-1